낭송 동의보감 잡병편 (2)

낭송Q 큰글자책 시리즈 동의보감편 04
낭송 동의보감 잡병편 (2)

발행일 초판5쇄 2024년 6월 20일(甲辰年 庚午月 乙卯日) │
지은이 허준 │ **풀어 읽은이** 박장금, 이영희, 이현진
펴낸곳 북드라망 │ **펴낸이** 김현경 │ **주소** 서울시 종로구 사직로8길 24 1221호(내수동, 경
희궁의아침 2단지) │ **전화** 02-739-9918 │ **팩스** 070-4850-8883 │ **이메일** bookdramang@
gmail.com

ISBN 979-11-90351-67-6 04510 979-11-90351-57-7(세트)

책으로 여는 지혜의 인드라망, 북드라망 **www.bookdramang.com**

낭송
Q
큰글자책 시리즈

동의보감편
04

낭송
동의보감 잡병편 (2)

허준
지음

박장금,
이영희,
이현진
풀어
읽음

고미숙
기획

티

1. '낭송Q'시리즈의 '낭송Q'는 '낭송의 달인 호모 큐라스'의 약자입니다. '큐라스'(curas)는 '케어'(care)의 어원인 라틴어로 배려, 보살핌, 관리, 집필, 치유 등의 뜻이 있습니다. '호모 큐라스'는 고전평론가 고미숙이 만든 조어로, 자기배려를 하는 사람, 즉 자신의 욕망과 호흡의 불균형을 조절하는 능력을 지닌 사람을 뜻하며, 낭송의 달인이 호모 큐라스인 까닭은 고전을 낭송함으로써 내 몸과 우주가 감응하게 하는 것이야말로 최고의 양생법이자, 자기배려이기 때문입니다(낭송의 인문학적 배경에 대해 더 궁금하신 분들은 고미숙이 쓴 『낭송의 달인 호모 큐라스』를 참고해 주십시오).

2. 낭송Q시리즈는 '낭송'을 위한 책입니다. 따라서 이 책은 꼭 소리 내어 읽어 주시고, 나아가 짧은 구절이라도 암송해 보실 때 더욱 빛을 발합니다. 머리와 입이 하나가 되어 책이 없어도 내 몸 안에서 소리가 흘러나오는 것, 그것이 바로 낭송입니다. 이를 위해 낭송Q시리즈의 책들은 모두 수십 개의 짧은 장들로 이루어져 있습니다. 암송에 도전해 볼 수 있는 분량들로 나누어 각 고전의 맛을 머리로, 몸으로 느낄 수 있도록 각 책의 '풀어 읽은이'들이 고심했습니다.

3. **낭송Q 큰글자책 시리즈**는 고령자와 저시력자를 위해 낭송Q 시리즈 책들의 활자와 판형의 크기를 키워서 제작한 시리즈입니다. 낭송Q 큰글자책 시리즈에서는 기존에 출간된

낭송Q 시리즈의 책들을 책의 성격에 따라 재배치하여 독자들이 관심 있는 분야의 고전들을 쉽게 찾아 읽을 수 있도록 하였습니다. 아래의 목록을 참조하셔서 낭송할 큰글자책 고전을 골라 보시기 바랍니다.

▷ **판소리편** : 『낭송 춘향전』, 『낭송 변강쇠가/적벽가』, 『낭송 흥보전』, 『낭송 토끼전/심청전』

▷ **동의보감편** : 『낭송 동의보감 내경편』, 『낭송 동의보감 외형편』, 『낭송 동의보감 잡병편 (1)』, 『낭송 동의보감 잡병편 (2)』

▷ **고전소설편** : 『낭송 삼국지』, 『낭송 홍루몽』, 『낭송 서유기』

▷ **제자백가편** : 『낭송 도덕경/계사전』, 『낭송 장자』, 『낭송 열자』, 『낭송 한비자』

4. 낭송은 최고의 휴식입니다. 소리의 울림이 호흡을 고르게 하고, 곧이어 몸과 마음이 평온해집니다. 혼자보다 가족과 친구, 연인과 함께하시면 더욱 효과가 좋습니다. 또한 머리맡에 이 책을 상비해 두시고 잠들기 전 한 꼭지씩만 소리 내어 읽어 보세요. 불을 끄고 자리에 누워서는 방금 읽은 부분을 낭송해 보세요. 개운한 아침을 맞을 수 있을 것입니다.

5. 이 책『낭송 동의보감 잡병편 (2)』는 풀어 읽은이가 『동의보감』「잡병」편의 내용을 그 편제를 새롭게 하여 가려 뽑아 엮은 발췌 편역본으로, 『원본 동의보감』(남산당, 영인본)을 저본으로 했습니다. 『동의보감』의 원 목차는 이 책의 맨 뒤에 실려 있습니다.

차 례

『동의보감 잡병편 (2)』는 어떤 책인가
삶이 있는 곳에 병이 있다

1. 병은 일상이다

『동의보감』東醫寶鑑은 몸 안의 풍경에 해당하는 「내경편」內經篇, 몸 바깥의 풍경에 해당하는 「외형편」外形篇, 병들의 화려한 축제에 해당하는 「잡병편」雜病篇으로 나뉘고, 이후 약물에 대한 부분은 「탕액편」湯液篇으로, 침구치료에 대해서는 「침구편」鍼灸篇으로 구성되어 있다. 허준許浚은 『동의보감』 이전의 의서들이 취했던 질병 위주의 배열에서 벗어나 사람의 몸을 중심으로 체재를 편성하였다. 물론 이전의 의서들 역시 천지의 원리를 다루면서 병을 말한다. 하지만 허준은 몸 중심의 배치를 더욱 강도 높게 밀고나감으로써 의학을 넘은 거대한 자연철학의 세계를 보여준다. 예컨대, 허준은 『동의보감』의 차례를 구성할 때에도 기존 의서들이 취했던 한汗, 토吐, 하下의 순서를 따르지 않고 토, 한, 하의 순서로 했는데, 그 이유는 토하는 것은 봄에 적절하고, 땀내는 것은 여름에 적절하고, 설사시키는 것은 가을에 적당하기 때문이다. 치료법도 계절의 차서次序에 맞게 배치한 것이다. 이것은 계절과 육기六氣: 풍·한·서·습·조·화라는 기본적인 구도 아래 하늘과 땅과 사람[天地人]이 감응한 채 살아가고 있는 원리를 그대로 보여 준다.

하지만 몸이라는 구체적인 현장에 들어가면 온갖 변수들이 즐비하다. 어디로 튈지 모르는 기운들이 각축전을 벌이면서 기싸움을 하고 있는 것이다. 그 기운들의 태과불급이 발현되어 나타난 것이 병病이다. 생명을 유지하는 한 이 기싸움을 멈출 수 없듯이 존재와 병은 분리될 수 없다. 하여 삶이 있는 곳에 늘 병이 있다. 다만 병이 기의 태과불급에서 발생하는 것이니, 그 태과불급의 균형을 맞춰 주면 된다. 모자란 것은 채워 주고, 막힌 것은 뚫어 주어 흐름을 만들어 주는 것이다. 병이 이렇게 우리의 일상과 함께하는 것이라면 그 일상을 재구성하는 것이 치유의 길이다. 일상에서 무시로 끓어오르고 가라앉는 감정의 흐름을 바꿔, 병의 거처인 장부의 기운을 리셋하는 것이다. 그런 점에서 병이란 몸이 보내는 일종의 메시지다. 생각을 고치라는, 일상과 관계를 다르게 구성하라는 몸으로부터의 메시지! 그러니 질병과 몸은 적대적이지 않다. 오히려 삶을 다르게 살도록 추동하고 조절하는 페이스메이커인 셈이다.

2. 병들의 화려한 축제를 즐기자

「잡병편」에 등장하는 병들은 한마디로 '잡'雜스럽다. 생명이 타자들과의 이합집산으로 출발했듯이, 그 속에서 피어나는 병들 또한 잡스러운 건 당연하다. 이 잡스러운 것들을 관통하려면, 몸 안팎을 감싸고 있는 다양한 조건들을 두루 알고, 사람에 따라 매우 상이하게 드러나는 병의 양상을 파악해야 한다. 이때 차이를 안다는 건 인간과 외부를 두루 관통하여 천지자연의 원리에 따라 인간을 파악하는 것을 의미한다. 한의학에 있어서 훌륭한 명의는 반드시 자연철학자일 수밖에 없는 이유다. 그 자연의 원리를 낭송 Q시리즈의 『낭송 동의보감 잡병편(1)』에 담았고, 이 책 『낭송 동의보감 잡병편(2)』는 병들의 화려한 축제가 벌어지는 마당이다.

1부, 심병審病은 병을 살펴보고 진단하는 것이다. 여기에는 보아서 아는 신神, 들어서 아는 성聖, 물어서 아는 공工, 맥을 짚어 보고 아는 교巧가 있다. 이것이 한방에서 환자를 진찰하는 방법인 망문문절望聞問切에 해당한다. 보아서 알지 못하면 들어야 하고, 들어서 알지 못하면 이것저것 물어보아야 하고, 그것도 여의치 않으면 직접 만져서 확인해야 하는 것이다. 중요한 건 정보의 양이 아니라, 핵심을 간파하는 안목이다. 여기서 핵심은 전체를 꿰뚫는 능력이다. 그래서 환자를 겉으로만 보고 병을 아는 망진을 잘하는 의사를 첫손에 꼽았다. 『동의보감』에서 병을 찾는 과정에는 이런 통찰력을 전제로 한다.

　진단의 기초에 해당하는 2부와 3부는 병을 꿰뚫어 보는 심병의 확장 버전으로 변증辨證과 진맥診脈이 나온다. 병의 증상을 판별하는 데 있어 그전에 무엇을 먹고, 잠자고, 생활했는지 일상을 살핀다. 몸을 보고 사람의 인생을 보는 것이다. 변증에서 재미있는 것은 고귀한 신분이 추락하면 정신이 상한다는 부분이다. 사회적 지위가 갑자기 추락한 사람의 병증에는 그 마음에 원인이 있음을 말하고 있다. 또한 명의로 이름을 떨친 편작은 병을 치료할 수 없는 여섯 가지 경우를 말하였는데, 교만하고 방자하여 이치를 논하지 않는 것을 첫번째로 꼽았다. 이 또한 사람의 마음을 치료에 있어서 귀히 여긴 것이다. 의사 또한 마찬가지다. 『동의보감』은 이렇게 말한다.

　『논어』에서는 '사람이 항심恒心이 없으면 의사가 될

수 없다'고 하였다. 이것은 의사라는 직업이 거짓이나 임시변통으로 꾸며 나갈 수 없는 것을 밝힌 것이다. 그래서 3대째 내려온 의사 집안의 약이 아니라면 먹지 말라고 하였다. 훌륭한 의사가 되려면 팔이 아홉 번은 부러져 봐야 한다고 할 만큼 의학 공부를 깊이 해야 한다는 말이다.

병을 찾아내고 진단하고 치료하는 데 있어, 환자와 의사의 마음가짐과 태도가 얼마나 중요한지 보여주는 대목이다.

4부에는 약을 쓰는 법에 대해 설명한다. 여기서 『동의보감』을 관통하는 대전제, 통즉불통通則不痛이 나온다. '통즉불통'은 이중의 의미를 담고 있다. '통하면 아프지 않다'와 '아프면 통하지 않는다'가 그것이다. 요컨대 건강하다는 것, 잘산다는 것은 잘 통한다는 뜻이다. 잘 통하려면 약을 음양의 조화에 맞게 써서 균형을 맞춰주어야 한다. 또, 약을 먼저 쓰기보다 음식으로 치료하는 것을 먼저 꼽았다. 결국 약보다는 무얼 먹는지가 중요하다. 그밖에 기초적인 치료법으로 토하고 땀내고 설사시키는 법을 5부에서 7부까지 실었다.

8부에서부터 19부까지는 몸속이 잘못되어 생긴 병, 몸 안팎이 다 상해 깊어진 병, 괴이하고 고약한 병들이 등장한다. 내상內傷, 허로虛勞, 곽란癨亂, 구토嘔吐, 해수咳嗽, 적취積聚 등등. 각각의 병마다 병의 원인과 증상, 치료법과 금기사항을 실었다. 병의 원인을 알면 생활 속에서 예방을 할 수 있고, 치료법과 금기사항을 참고하여 생활방식을 다르게 창안할 수도 있다. 병들의 화려한 축제가 벌어지는 장이니, 그 축제가 궁금하다면 8부에서 19부를 보시라. 자신이 주로 겪는 병을 찾아보고, 일상의 사소한 습관 하나라도 바꿔 보자. 그것이 내 삶의 출구가 되어줄지도 모른다. 그밖에 20부, 잡방雜方에서는 구황을 포함한 생활에 요긴한 여러 가지 방법들이 실려 있다. 흉년에 음식을 먹지 않고도 사는 방법이라든지, 질투하는 것을 없어지게 하는 방법, 피난 갈 때 아이가 울지 않게 하는 방법같이 요긴하면서도 기발한 아이디어가 돋보이는 방법들이 모여 있다.

21부와 22부에서는 여성의 몸과 아이의 몸에 대해 다뤘다. 『동의보감』에서는 각각 '부인'과 '소아'에 해당하는 항목이다. '부인' 항목인 21부에서는 임신과 출산에 관한 내용이 주를 이루고, '소아' 항목인 22

부에서는 육아와 아이의 건강에 대해 다룬다. 여기에는 아이를 조리하고 보호하는 노래와 얼굴에 나타나는 형상을 보고 병증을 아는 노래도 있다. 리듬에 맞춰 낭송하다 보면, 요즘 유행하는 랩을 읊고 있는지, 의학을 공부하는지 모를 정도로 신나면서 재미있다.

『낭송 동의보감 잡병편(2)』는 『동의보감』 「잡병편」의 본래 체재에서 변화를 주었다. 원래 「잡병편」의 첫머리에는 진단학과 치료학의 총론에 해당하는 천지운기와 병을 진찰하는 법, 병을 판별하는 법, 진맥, 약을 쓰는 법, 토한하법으로 구성되어 있다. 우리는 이 책에서 여러 병들을 진단법과 치료법과 묶었다. 어떤 병이 있을 때 그것의 원인을 캐내고, 병의 경중과 허실을 진단해 내고, 병을 파악하여 원칙에 따라 치료해 나가는 것을 보여 주기 위해서다. 그런 다음, 『동의보감』과 마찬가지로 여성의 몸과 아이의 몸을 배치하고 임신과 출산, 육아에 대해 다뤘다. 이로써 신형身形이라는 생명 원리에서 시작하여 생명을 만들고 기르는 것으로 대단원을 마치는 『동의보감』의 대 원칙은 그대로 살렸다.

3. 낭송으로 생명력을 기르자

삶이 있는 곳에 병이 있듯이, 삶의 현장은 어디까지나 몸이다. 하여 몸은 스스로 길을 열어 가기를 원한다. 하지만 지금 우리는 어떠한가? 아이들은 태어나자마자 TV를 비롯해서 핸드폰, 컴퓨터 등 각종 전자매체에 둘러싸여 있다. 화려한 소리와 색깔로 눈을 혹사하고, 이어폰을 달고 사는 탓에 귀도 좋을 리 없다. 스마트폰의 등장으로 이 현상은 전방위적으로 확산되었다. 삶은 온통 기술에 둘러싸여, 기술이 주인 행세를 하고 있는 것이다. 하나 여기에 의존하면 할수록 존재의 무게중심은 휘청거린다. 존재의 평형수가 고갈되어 버리는 것이다.

우리 몸에서 평형수 역할을 하는 곳은 신장이다. 신장은 생명의 정기를 간직하고 있어, 생명력을 발휘하는 장기다. 한데 눈과 귀를 혹사시키는 것은 신장에 치명적이다. 신장의 수 기운을 말려 버린다. 이렇게 되면 삶의 복원력은 현저하게 떨어진다. 외부의 충격에 쉽게 동요되어 다시 평형을 유지할 수 없게 된다.

그렇다면 평형수를 채워 생명력을 기르는 방법은

없을까? 있다! 몸을 바르게 하고 큰소리로 낭송하는 것. 신장은 목소리의 뿌리다. 목소리를 내는 것, 소리를 다듬는 것, 함께 낭송하면서 소리를 맞추는 것은 신장을 튼튼하게 한다. 신장이 튼튼해지면 뼈도 튼튼해진다. 뼈가 튼튼하면 웬만한 외부 충격이 와도 끄떡없다. 그러니 낭송은 생명력을 기르는 아주 좋은 수행법이다. 일석이조 아닌가? 공부도 하고 몸도 튼튼해지니 말이다. 이제 언제 어디서든 낭송하는 습관을 들이자. 나무에 물기가 차오르듯 신장의 물기도 차오를 테니.

「잡병편」을 풀어 읽는 동안 『동의보감』이 가리키는 지점에 다가갈 수 있었다. 병은 생명의 능동적인 전략이라는 것, 아픔을 통해서만 삶은 새롭게 창조된다는 것을. 이 같은 앎의 여정을 함께 하여 그 기쁨은 배가 되었다. 함께 작업한 우리의 우정 또한 그만큼 깊어졌다.

언제나 잔소리가 늘어지도록 만드는 부족한 우리에게 회초리를 휘둘러 주신 고미숙 선생님께 감사드린다. 『동의보감』의 세계로 길을 열어 준 도담 선생님께도 감사드린다. 읽고, 다듬는 과정을 함께한 감이당과 남산강학원 식구들에게도 고맙다는 말을 전한다. 끝으로, 삶이 있는 곳에 병이 있으니, 이 축제를 맘껏 즐기시길!

감이당 공부방 베어하우스에서

박장금, 이영희, 이현진

낭송Q 큰글자책 시리즈
동의보감편
낭송 동의보감 잡병편(2)

1부
병을 진찰하는 법, 심법(審法)

1-1.
병을 진단하는 네 가지 방법

「영추」靈樞에서는 "환자를 보고 병을 진단하는 망진
望診을 신神이라 하고, 환자의 소리를 듣고 병을 진단
하는 문진聞診을 성聖이라 하고, 환자에게 물어서 병을
진단하는 문진問診을 공工이라 하고, 맥脈: 기가 흐르는 통로
을 짚어 보고 병을 진단하는 절진切診을 교巧라 한다.
겉으로 드러나는 증상 없이도 병을 진단하는 것을 신
神이라 하고, 겉에 나타난 증상을 보고 병을 진단하는
것을 성聖이라 하니, 이 신·성·공·교를 '사상'四象이
라 한다"라고 하였다._『난경』

신·성·공·교라고 하는 것은 무엇을 말하는가? 신은
환자의 얼굴에 나타나는 오색五色: 청·적·황·백·흑을 보
고 병을 진단한다. 성은 환자의 목소리에서 나오는

오음五音: 각(角)·치(徵)·궁(宮)·상(商)·우(羽)을 듣고 병을 진단한다. 공은 환자가 좋아하는 오미五味를 물어보고 병의 원인과 부위를 알아낸다. 교는 촌구맥寸口脈: 손목에 있는 맥을 짚고 허실虛實을 살펴 병이 어느 장부에 생겼는지 진단한다._『난경』

1-2.
병을 진찰하는 원칙

『내경』에 "진찰을 잘하는 의사는 환자의 안색을 살피고 맥을 짚어 먼저 맥상이 음증陰症인지 양증陽症인지를 판별하고, 안색이 밝은지 어두운지를 살펴서 병이 있는 부위를 알아낸다. 그리고 환자의 호흡과 음성을 듣고 아픈 부위를 알아낸다"라고 하였다.

맥을 짚어 동정動靜을 살피고, 정명精明: 양 눈의 안쪽 구석에 있는 혈자리을 살펴 두 눈의 신기神氣를 보고 얼굴에 나타난 오색을 보고 오장의 기운이 허한가 실한가, 육부의 기운이 강한가 약한가, 몸이 강한가 쇠약한가를 알 수 있다. 이것을 고려하여 병의 경중과 예후를 판단한다._『황제내경』(黃帝內經, 이하 '내경')

오장의 상태는 오장이 반영되어 나오는 음성을 들어보고 알 수 있고, 얼굴에 드러나는 오색의 미묘한 변화를 관찰하여 알 수 있다._『내경』

환자의 오성五聲 : 부르짖는 소리[呼]·웃는 소리[笑]·노래하는 소리[歌]·우는 소리[哭]·신음하는 소리[呻]은 오음과 연결하여 병증을 판별하고, 얼굴에 나타나는 오색은 오행과 연결하여 병증을 판별하고, 맥상은 사철에 따른 음양의 변화와 연결하여 병증을 판별한다._『내경』

환자가 용감한지 겁이 많은지, 뼈·근육·피부는 어떠한지를 보고 병의 상태를 파악할 수 있다._『내경』

1-3.
얼굴을 보고 병을 아는 방법

이마에서부터 미간 위까지는 머리와 인후에 속하고, 미간에서부터 코의 끝까지는 폐肺·심心·간肝·비脾·신腎에 속하고, 눈가 안쪽에서부터 코 옆으로 내려와 승장承漿:입술과 아래턱 사이의 중간 부분까지는 담膽·위胃·대장大腸·소장小腸·방광膀胱에 속하고, 광대뼈에서부터 뺨까지는 어깨·팔·손에 속하고, 귀 아래 턱 자개미윗턱과 아래턱이 맞물린 곳에서부터 턱 끝까지는 다리·무릎·정강이·발에 속한다._『의학강목』(醫學綱目, 이하 '강목')

이마는 심의 상태를 보여 주고, 코는 비의 상태를 보여 주고, 왼쪽 뺨은 간의 상태를 보여 주고, 오른쪽 뺨은 폐의 상태를 보여 주고, 턱은 신의 상태를 보여 준다._『단계심법부여』(丹溪心法附餘, 이하 '단심')

오장육부는 얼굴에 일정한 분포 부위가 있어 얼굴에 드러나는 오색을 보면 장부의 상태를 진단할 수 있다. 황적색은 열증이고, 백색은 한증이고, 청흑색은 통증이 있는 것이다._『내경』

명당明堂: 코의 색이 가라앉고 탁하면 오장에 병이 있고, 뜨고 선명하면 육부에 병이 있는 것이다. 황적색을 띠면 풍증이고, 청흑색을 띠면 통증이 있는 것이고, 백색은 한증이다. 황색인데 기름기가 도는 것은 고름이 생긴 것이고, 심한 적색은 혈이 맺혀 있는 것이다. 통증이 심해지면 경련이 일어나고, 한사寒邪가 심해지면 피부가 마비된다. 명당이 뜨고 가라앉은 것을 보고 병이 깊은 곳에 있는지 얕은 곳에 있는지 알수 있고, 윤택한가 어두운가에 따라 생사의 여부를 판단할 수 있다._「영추」(靈樞)

눈에 적색이 나타나는 것은 심에 병이 있고, 백색이 나타나는 것은 폐에 병이 있고, 청색이 나타나는 것은 간에 병이 있고, 황색이 나타나는 것은 비에 병이 있고, 흑색이 나타나는 것은 신에 병이 있다. 황색 같으면서도 다른 색이 겹쳐 불분명한 색은 가슴속에 병이 있는 것이다._「영추」

오장의 기가 시들면 안색도 어둡고 초췌하다. 안색이 어둡고 초췌하면 죽을 수 있다. 주해에서 "안색이 어둡고 초췌한 것은 생사의 여부를 가릴 수 있는 징후이다. 안색은 정신상태를 표현하며 오장은 정신이 머무는 곳이다. 그러므로 정신이 떠나면 오장이 시들고, 오장이 시들면 안색이 달라진다"고 하였다.-『내경』

1-4.
오색으로 병의 예후를 판단한다

심心은 오장의 정기精氣를 다스린다. 눈은 심의 구멍이고, 밝은 안색은 심의 상태가 밖으로 드러난 것이다._『내경』

심에 생기가 있으면 안색이 흰 비단으로 주사朱沙 : 붉은색의 광물질를 싸놓은 것 같고, 폐肺에 생기가 있으면 안색이 흰 비단으로 홍색 물건을 싸놓은 것 같고, 간肝에 생기가 있으면 안색이 흰 비단으로 감색 물건을 싸놓은 것 같고, 비脾에 생기가 있으면 안색이 흰 비단으로 과루실씨앗이 노란 박과의 여러해살이 덩굴풀 열매를 싸놓은 것 같고, 신腎에 생기가 있으면 안색이 흰 비단으로 자색 물건을 싸 놓은 것 같다._『내경』

정명精明에 드러나는 오색은 오장의 기운이 밖으로 드러난 것이다. 붉은색은 비단에 주사를 싼 것 같이 붉고 광택을 띠는 것이 좋다. 검붉은 빛을 띠고 광택이 없으면 안 된다. 흰빛은 거위깃처럼 하얀 것이 좋다. 소금처럼 윤기 없이 하얗기만 해서는 안 된다. 푸른빛은 옥구슬같이 푸르스름한 윤기가 있어야 좋다. 새파래서는 안 된다. 누런빛은 비단에 웅황雄黃: 누런색을 띠며 독이 있는 광석을 싼 것같이 노랗고 윤기가 돌아야 좋다. 황토 같은 칙칙한 누런색은 좋지 못하다. 검은 빛은 옻칠을 거듭한 듯 까맣고 광택이 나야 좋다. 진흙처럼 거무튀튀하면 좋지 못하다._『내경』

환자의 안색이 푸른데 눈빛이 허옇게 되면 죽는다. 안색이 푸른데 눈빛이 누렇게 되면 닷새 만에 죽고, 안색이 붉은데 눈빛이 허옇게 되면 열흘 만에 죽는다. 안색이 붉은데 눈빛이 푸르면 엿새 만에 죽고, 안색이 검은데 눈빛이 허옇게 되면 여드레 만에 죽는다. 안색이 허연데 눈빛이 거멓게 되면 죽는다. 안색이 거멓고 눈을 위로 치켜뜨고 바람을 싫어하는 경우에도 죽는다. 양쪽 뺨에 엄지손가락만큼 붉은색이 생기면 병이 좀 나았다가도 반드시 죽는다._화타(華佗, 한나라 말의 명의)

환자의 귀, 눈, 뺨이 붉은색을 띠면 죽는다. 천정天庭: 양 미간과 천중天中: 양 미간의 정중앙이 검은색을 띠면 죽는다. 귀, 눈, 코에서부터 입술까지 검은색이 퍼지면 죽는다. 안색이 거멓게 되면서 입술이 푸른색을 띠거나 안색이 퍼렇게 되면서 입술이 검은색을 띠어도 죽는다._화타

코끝이 푸른색을 띠고 배가 아프면서 혀가 차가워지면 죽는다. 코끝이 약간 검은색을 띠면 수기水氣가 있는 것이고, 누런색을 띠면 가슴에 찬 기운이 있는 것이다. 흰색을 띠면 피를 잃은 것인데 설사 약간 붉다고 해도 계절에 맞지 않는 색이면 죽는다. 얼굴이 푸른색을 띠면 통증이 있고, 검은색을 띠면 심신이 쇠약해진 허로虛勞이고, 붉은색을 띠면 풍증이고, 누런색을 띠면 대변 보기가 어렵다. 얼굴색이 맑으면 수기가 한곳에 뭉친 유음留飲이 있는 것이다._중경(張仲景, 후한의 명의)

1-5.
징후를 보고 병을 진찰하는 법

황제黃帝가 물었다. "몸의 겉가죽과 살, 기혈과 근골에 생긴 병을 어떻게 알 수 있는가?" 기백岐伯이 대답하였다. "양 눈썹 사이에 윤기가 나는 것은 병이 몸의 겉가죽에 생긴 것이고, 입술에 청·황·적·백·흑색이 나타나는 것은 병이 살에 생긴 것이고, 영위의 기가 잘 돌지 못해서 땀이 나는 것은 병이 혈에 생긴 것이고, 눈에 청·황·적·백·흑색이 나타나는 것은 병이 힘줄에 생긴 것이고, 귀가 마르고 때가 긴 듯한 것은 병이 뼈에 생긴 것입니다." 「영추」

병의 징후를 살펴보면, 말이 느린 것은 풍증이다. 머리를 흔들면서 말하는 것은 머리가 아픈 것이다. 걸음걸이가 더딘 것은 몸의 겉이 뻣뻣한 것이다. 앉아서 몸을 숙이고 있는 것은 숨이 가쁜 것이다. 앉아서 한쪽 무릎을 내리고 있는 것은 허리가 아픈 것이다. 알을 품듯이 배를 꼭 껴안는 것은 가슴이 아픈 것이다. 호흡할 때 어깨를 들썩이는 것은 가슴속에 딴딴한 것이 있는 것이다. 숨쉴 때 가슴이 결리고 상기되는 것은 해수咳嗽: 기침병가 있는 것이다. 숨쉴 때 입을 벌리고 가쁜 숨을 쉬는 것은 폐위肺痿: 폐열로 진액이 고갈되어 기침을 하거나 숨이 차는 병가 있는 것인데, 이때는 거품을 토한다._중경

환자의 눈에 정기가 없어 구름이 낀 것같이 흐릿한 막이 생기면 치료하지 못한다._『인재직지』(人齋直指, 이하 '직지')

심과 폐가 상하면 얼굴이 해쓱해지고 간과 신이 상하면 몸이 마른다._『소문병기기의보명집』(素問病機氣宜保命集, 이하 '보명')

1-6.
병이 발생하고 변화하는 구조, 병기 19조

황제가 물었다. "병이 어떻게 발생하고 변화하는지 듣고 싶다." 그러자 기백이 대답하였다.

"풍병風病으로 몸이 흔들리고 머리가 어지러운 것은 모두 간肝에 속합니다.

한병寒病으로 근맥이 땅기고 오그라드는 것은 모두 신腎에 속합니다.

기병氣病으로 숨이 가쁘고 가슴이 답답한 것은 폐肺에 속합니다.

습병濕病으로 몸이 붓고, 배가 그득한 것은 비脾에 속합니다.

열병熱病으로 눈이 어지럽고 근맥에 경련이 일어나고 정신이 흐릿한 것은 화火에 속합니다.

피부가 아프고 가려운 창양瘡瘍은 모두 심心에 속합니다.

기가 치밀어 올라 쓰러지는 궐증厥證과 대소변이 막히거나 참을 수 없는 것은 모두 하초下焦에 속합니다.

근맥이 약해져 몸을 가눌 수 없는 위증痿證과 천식, 구토는 모두 상초上焦에 속합니다.

이를 악물고 추워서 벌벌 떨면서 정신이 불안한 것은 모두 화에 속합니다.

경병痓病으로 뒷목이 당기고 뻣뻣한 것은 모두 습에 속합니다.

기가 치밀어 오르는 것은 모두 화에 속합니다.

복부가 불러 오르는 것은 모두 열에 속합니다.

번조증과 미쳐서 발광하는 것은 모두 화에 속합니다.

갑자기 뻣뻣해지는 것은 모두 풍에 속합니다.

뱃속에서 저절로 소리가 나거나 배를 두드리면 북소리가 나는 것은 모두 열에 속합니다.

붓고 아프고, 뼈마디가 시큰거리고 놀라는 것은 모두 화에 속합니다.

근맥이 뒤틀리고 등이 뒤로 젖혀지며 소변이 뿌연 것은 모두 열에 속합니다.

소변이 맑고 차가운 것은 모두 한에 속합니다.

신물을 토하고 갑자기 설사를 하는 것은 모두 열에

속합니다."

주해에서 "심이 성하면 열이 생기고 신이 성하면 한이 생긴다. 신이 허하면 속에서 한이 동하고, 심이 허하면 열이 속으로 몰린다. 뜨거운 것을 차갑게 하지 못하는 것은 수가 없기 때문이고 찬 것을 뜨겁게 하지 못하는 것은 화가 없기 때문이다. 차갑게 하려고 해도 차가워지지 않는 것은 수가 없기 때문이고 뜨겁게 하려고 해도 뜨거워지지 않는 것은 화가 없기 때문이다. 뜨겁게 하여도 오래 가지 못하는 것은 심이 허하기 때문이고 차갑게 하여도 오래 가지 못하는 것은 신이 약하기 때문이다"라고 하였다._『내경』

1-7.
오장의 정기가 든든하면 몸이 강건하다

오장은 정기를 저장하여 몸속에서 각자의 직분을 다한다. 오장이 든든하면 기운이 왕성해진다. 몸속에 사기가 가득 차 있으면 장기가 막혀서 소통하지 못한다. 그러면 숨을 헐떡이고 잘 놀라고, 말소리가 무겁고 탁하여 방안에서 중얼거리는 것 같은데, 이것은 중초에 습사가 몰린 탓이다. 말소리가 낮고 계속 끊어지고 하루 종일 헛소리하는 것은 정기가 상해서 그렇다. 옷을 단속하지 못하고 말을 할 때 사람을 가리지 못하는 것은 신명이 흐려진 것이다. 비위가 수곡을 저장하지 못하고 설사하는 것은 항문이 제 기능을 다하지 못하기 때문이다. 소변을 참지 못하는 것은 방광이 진액을 저장하지 못하는 것이다. 오장의 기능이 순조로워서 정기를 보존하면 병이 있더라도 호전

된다. 하지만 오장의 기능이 순조롭지 못해서 정기를 지키지 못하면 죽을 수 있다.

오장은 몸을 강건하게 하는 곳이다. 머리는 정기와 신명이 깃든 곳이다. 그러니 머리가 기울어지고 눈에 광채가 없으면 장차 정신이 나간다. 등은 심과 폐가 거처하는 곳이다. 등이 굽고 어깨가 처지면 장차 심과 폐의 기가 상한다. 허리는 신腎이 거처하는 곳이다. 허리를 잘 움직이지 못하면 장차 신의 기가 상한다. 무릎은 힘줄이 모인 곳이다. 무릎을 굽히고 펴는 것이 자유롭지 못하고 걸어 다닐 때 몸이 구부러지면 장차 힘줄이 상한다. 뼈는 골수가 모이는 곳이다. 오랫동안 서 있지 못하거나 걸어 다닐 때 몸이 떨리는 것은 장차 골수가 상하려는 것이다. 오장의 정기가 왕성해서 신체가 강건하면 비록 병이 있더라도 나을 수 있다. 하지만 오장의 정기가 쇠하여 몸이 강건하지 못하면 죽을 수 있다._『내경』

1-8.
병에는 다섯 가지 나쁜 기운이 있다

오사五邪란 풍사風邪에 상한 것, 서사暑邪에 상한 것, 음
식이나 과로에 상한 것, 한사寒邪에 상한 것, 습사濕邪
에 상한 것을 말한다._『난경』

풍사에 상하여 생긴 병을 어떻게 아는가? 환자의 안
색에 붉은색이 돈다. 간의 사기가 심으로 전이되면
안색이 붉은색을 띠기 때문이다. 서사에 상하여 생긴
병을 어떻게 아는가? 환자가 타는 냄새를 싫어한다.
음식을 조절하지 못하고 과로하여 생긴 병을 어떻게
아는가? 환자가 쓴맛을 좋아한다. 한사에 상하여 생
긴 병을 어떻게 아는가? 환자가 헛소리를 한다. 습사
에 상하여 생긴 병을 어떻게 아는가? 환자가 땀을 흘
리는데 잘 멎지 않는다._『난경』

1-9.
기·혈·담·화를 판별한다

열병에 기증氣證일 때는 물을 마시지만 혈증血證일 때
는 물을 마시지 않는다._해장(海藏, 원나라의 의약학자 왕호고王
好古)

열이 상초의 기분氣分: 기의 속성을 가진 부분에 있으면 갈증
이 난다. 하지만 열이 하초의 혈분血分: 혈의 속성을 가진 부
분에 있으면 갈증이 나지 않는다. 그 이유는 혈 속에
수분이 있기 때문이다._동원(李東垣, 금원시대의 4대 의학자 중
한 사람

기병에는 감각이 둔해지지만 혈병에는 통증이 있다.
_해장

혈병일 때 상초에 어혈이 있으면 소변이 잘 나오지 않고 하초에 어혈이 있으면 소변이 잘 나온다._『직지』

모든 혈증은 낮에는 가벼워지고 밤에는 심해진다. 모든 담증痰證에는 음식을 적게 먹는다. 그러나 살빛은 전과 다름이 없다. 모든 화증에는 성질이 조급해지고 조열潮熱: 조수처럼 주기적으로 나타나는 발열이 심해진다. 모든 수증水證: 물이 잘 통하지 못해 수기가 차고 넘쳐 생기는 증상에는 옆구리가 딴딴하고 가슴이 두근거리는 증상이 있다.

_『의학입문』(醫學入門, 이하 '입문')

1-10.
병은 낮과 밤에 따라 다르다

병이 낮에는 심하다가 밤에 안정되면 양병陽病이 심한 것이다. 이것은 기가 병든 것이지 혈이 병든 것은 아니다. 반면 밤에 심해졌다가 낮에 안정되는 것은 음병陰病이 심한 것이다. 이것은 혈이 병든 것이지 기가 병든 것은 아니다._동원

낮에 열이 나다가 밤에 안정되는 것은 양기가 양분에서 왕성해진 것이다. 밤에 오한이 나다가 낮에 안정되는 것은 음혈陰血이 음분에서 왕성해진 것이다._동원

낮에 안정되었다가 밤에 열이 나고 답답해서 난리치는 것은 양기가 음으로 들어간 탓이다. 이것을 보고 열이 혈실血室에 들어갔다고 한다. 밤에 안정되었다

가 낮에 오한이 나는 것은 음기가 양으로 들어간 탓
이다._동원

밤낮 가리지 않고 열이 나면서 번조煩躁한 것은 양은
극성한데 음이 없어진 것이다. 이때는 빨리 양을 덜
어 내고 음을 보양한다. 밤낮 가리지 않고 오한이 나
는 것은 음은 극성한데 양이 없어진 것이다. 이때는
빨리 음을 덜어 내고 양을 보양한다._동원

낮에는 오한이 나고 밤에는 번조하면서 음식을 먹지
못하는 것을 음양교착陰陽交錯이라고 하는데 이것은
매우 위험하다._동원

"병은 언제 생기고 언제 낫는가?" 하고 물었다. 이에
대답하기를 "밤에 생긴 병은 이튿날 한낮에 낫고, 한
낮에 생긴 병은 그날 밤에 낫는다." 한낮에 생긴 병이
밤에 낫는 것은 양이 음을 만나면 풀리기 때문이다.
반대로 밤에 생긴 병이 한낮에 낫는 것은 음이 양을
만나면 풀리기 때문이다._중경

1-11.
오장과 음양의 기가 끊어진 증상

어느 장기가 먼저 상했는지 어떻게 알 수 있는가? 땀이 나고 머리가 축축하며 숨이 찬 것은 폐기가 먼저 끊어진 것이다.

양기만 남아서 몸이 연기에 그을린 것처럼 시커멓게 되고 눈을 위로 부릅뜨고 머리를 흔드는 것은 심기가 끊어진 것이다.

입술의 색이 퍼렇고 팔다리를 떨면서 땀이 흐르는 것은 간기가 끊어진 것이다.

입술 둘레가 검게 변하고 서늘한 땀이 나면서 온몸이 노랗게 되는 것은 비기가 끊어진 것이다.

대소변을 가리지 못하고 헛소리를 하고 눈을 위로 부릅뜬 것은 신기가 끊어진 것이다.

오장의 음기와 양기 중 먼저 끊어진 것을 어떻게 알 수 있는가? 양기가 먼저 끊어지고 이후에 음기가 끊어졌을 때는 죽고 나서 몸이 퍼렇다. 음기가 먼저 끊어지고 이후에 양기가 끊어졌을 때는 죽고 나서 몸이 붉고 겨드랑이와 명치가 따뜻하다._중경

1-12.
죽을 것을 미리 아는 징조

눈꺼풀이 갑자기 꺼져 들어가면 죽을 징조다. 오장의 기가 끊어졌기 때문이다. 귀·눈·입·코가 검게 변하고 그것이 입안까지 퍼지면 열에 일곱은 죽는다. 신기腎氣가 위기胃氣를 억눌렀기 때문이다. 안색이 노랗고 눈이 푸른 것은 과음으로 인해 풍사가 위胃에 들어갔다가 온몸으로 퍼진 것이다. 목木이 토土를 억누른 것이다. 안색이 검고 눈이 흰 것은 명문命門:생명의 문 이라는 뜻으로 오른쪽 신(腎)을 말한다의 기가 상한 것으로 8일이면 죽는다. 신神이 떠나간 것이다. 안색이 멀리서 보면 푸르고 가까이서 보면 검은 것은 살기 힘들다. 간肝과 신腎의 기가 끊어진 것이다. 안색이 붉고 눈이 희고 숨이 찬 것은 10일이 지나야 생사를 결정할 수 있다. 심기心氣가 폐기肺氣를 억누른 것이다. 안색이 황흑색이고 눈에 누렇거나, 검거나, 흰빛이 돌다가 그것이 입과 코로 퍼지면 죽는다. 신기가 비기脾氣를 억누른 것이다. 안색이 푸르고 눈이 노랗게 된 것은 간기肝氣가 비기를 억눌러 죽을 징조이지만 다른 증상들을 이틀 정도 지켜봐야 한다. 눈이 정기가 없이 검기만 하고, 잇몸도 꺼멓고, 안색은 허연 것은 죽을 징조이다. 폐기와 신기가 끊어진 것이다. 입을 물고기처럼 벌리고서 다물지 못하는 것은 비기가 끊어진 것이다. 숨을 내쉬기만 하고 들이쉬지 못하는 것은 명을 다한 것이다. 간과 신의 기가 끊어진 것이다. 헛소리를 하거나 말을 하지 못하고 몸에서 썩은 냄새가 나면 죽을 날이 다가온 것이다. 심기가 끊어진 것이다. 인중이 평평해지고 입술이 퍼렇게 되면 3일 만에 죽는다. 간기가 비기를 억누른 것이다. 심병이 오래되면 양쪽 빰이 빨갛게 되는데 이때에 입을 벌리고 숨을 힘들게 쉬면 목숨을 보존하기 힘들다. 비와 폐의 기가 끊어진 것이다. 발등과 발가락, 무릎이 심하게 부으면 10일을 넘기기가 힘들다. 비기가 끊어진 것이다. 목 뒤의 근육이 늘어져서 목을 곧추 세울 수 없으면 죽는다. 독맥督脈: 머리와 목, 등 뒤의 한 가운데에서 위 아래로 운행하는 양경맥의 기가 끊어진 것이다. 손금이 없어지는 것도 오래 살지 못할 조짐이다. 심포의 기가 끊어진 것이다. 몸이 차갑고 입술이 푸르고 소변이 저절로 나오는 것은 방광의 기가 끊어진 것이다. 음식을 먹기 싫어하면 4일을 겨우 산다. 간기가 끊어진 것이다. 손발톱이 검푸른 색으로 변하면 8일 만에 죽는다. 간과 신의 기가 끊어진 것이다. 등뼈가 아프고 허리가 무거워서 굴신하기 힘든 것은 골수의 기운이 끊어진 것으로 5일 만에 죽는다. 신기가 끊어진 것이다. 몸이 무겁고 벌건 소변이 잠시도 멎지 않는 것은 근육의 기운이 끊어진 것으로 6일 만에 죽는다. 비기가 끊어진 것이다. 손발톱이 푸르게 변하고 크게 화를 내는 것은 근육의 기운이 끊어진 것인데 9일 만에 죽는다. 간기가 끊어진 것이다. 머리털이 철사처럼 꼿꼿해지면 한나절 만에 죽는다. 소장의 기운이 끊어진 것이다. 옷을 어루만지면서 헛소리를 하는 것은 10일 만에 죽는다. 심기가 끊어진 것이다._『신간통진자보주왕숙화맥결』(新刊通眞子補註王叔和脈訣, 이하 '맥결')

낭송Q 큰글자책 시리즈
동의보감편
낭송 동의보감 잡병편(2)

2부
병을 판별하는 법, 변증(辨證)

2-1.
다섯 가지 실증과 다섯 가지 허증

황제가 물었다.

"다섯 가지 실증實證과 다섯 가지 허증虛證에 대해 알고 싶다."

그러자 기백이 대답하였다. "맥脈이 실實: 맥이 크고 길며 약간 강하다하고, 피부에 열이 나고, 배가 불러 오르고, 대소변이 나오지 않고, 가슴이 답답하고 눈앞이 흐릿하여 잘 보이지 않는 것을 다섯 가지 실증이라고 합니다. 반면, 맥이 가늘고, 피부가 차갑고, 기력이 약하고, 대소변을 참을 수 없고, 음식을 먹지 못하는 것을 다섯 가지 허증이라 합니다."

황제가 물었다. "다섯 가지 실증과 허증에 걸려도 낫는 사람이 있는데 그것은 왜 그런가?"

그러자 기백이 대답하였다. "음식을 먹고 설사가 멎

으면 위기가 회복된 것으로 허증이라도 살 수 있습니다. 또한 몸에서 열이 나고, 땀이 나며, 대소변을 보면 사기가 나가는 것으로 실증이라도 살 수 있습니다."

2-2.
병은 음양에서 생긴다

『내경』에서는 "대체로 몸의 병은 음양陰陽에서 생긴다. 양에서 병이 생기는 것은 비바람과 한열에 상했을 때이고 음에서 병이 생기는 것은 음식을 조절하지 못하거나 거처를 잘못 정하였거나 성생활을 지나치게 하였거나 희로애락애오욕의 일곱 가지 감정에 상했을 때이다"라고 하였다.

비바람과 한열은 몸의 정기가 건실할 경우에는 몸을 손상시키지 못한다. 따라서 질병이 발생하는 것은 외부에서 사기가 침입하고 동시에 몸의 정기가 허약한 두 가지 조건이 갖춰질 때이다. 외부의 사기가 몸에 침입하면 먼저 피부로 들어온다. 피부가 이완되어 주리腠理: 피부와 근육이 접하는 곳가 열리면 사기가 모발毛髮: 몸의 털과 머리털의 총칭을 통해 침입하는데 점점 깊숙이 들어가서 모발을 곤두서게 만든다. 모발이 곤두서면 춥고 피부에 통증이 있다. 사기는 머물러 있다가 낙맥絡脈: 경맥에서 갈라져 나온 가지으로 옮겨 가는데 이때는 근육에 통증이 있다. 사기가 낙맥에 머물러 있다가 경맥經脈: 기혈이 순환하는 기본 통로으로 옮겨 가는데 이때는 오한이 들고 잘 놀란다. 사기는 경맥에 머물러 있다가 수혈輸穴: 장부와 경락의 기가 모여들었다 나가는 혈자리로 모이는데 이때는 육경六經: 인체의 전신을 흐르는 삼양경과 삼음경의 기혈이 다 막혀서 사지의 관절이 아프고 등허리가 뻣뻣해진다. 사기는 수혈에 머물러 있다가 척추 속의 복충맥伏衝脈: 체내의 가장 깊은 곳을 순행하는 맥으로 옮겨 가는데 이때는 몸이 무겁고 아프다. 사기는 복충맥에 머물러 있다가 장위腸胃: 위와 장로 옮겨 가는데 이때 뱃속에서 소리가 나고 배가 불러 오른다. 한사가 성하면 뱃속에서 꾸르륵하는 소리가 나고 소화가 잘 안 되고 삭지 않은 음식물을 설사한다. 반면 열사가 성하면 묽은 설사를 한다._「영추」

한습의 사기가 몸에 침입하면 피부의 주리가 잘 오므라들지 않고 근육이 딴딴해지며, 영혈榮血: 영기와 혈이 통하지 못하고 위기衛氣: 몸의 겉에 분포하는 양기로 사기의 침입을 방어함가 사라지게 되므로 허증虛證이라고 한다. 허증은 피부가 늘어져 주름이 많고 위기가 부족한데, 이때 안마해 주면 기가 넉넉하고 따뜻해져서 환자가 아프지 않고 편안해진다._『내경』

병이 음에서 생기는 경우에는 과도한 근심과 생각으로 심기心氣가 상한다. 한사가 침입하거나 찬 음식을 먹으면 폐기肺氣가 상한다. 지나치게 분노해서 간기肝氣가 상하고, 술을 먹고 성생활을 하거나 땀이 난 상태에서 바람을 맞아서 비기脾氣가 상한다. 일이나 성생활을 하고 땀을 흘린 다음 목욕을 하여 신기腎氣가 상한다._「영추」

남자와 여자는 병이 생기는 원인이 다르다. 병을 앓을 때 남자는 성생활을 물어보고, 여자는 월경과 임신에 대한 것을 물어봐야 한다._『입문』

2-3.
음양이 허하고 성한 것

『내경』에서 "양이 허하면 겉이 차갑고 음이 허하면 속에 열이 생긴다. 반면 양이 성하면 겉에 열이 생기고 음이 성하면 속이 차진다"고 하였다.

양이 허하면 겉이 차가워지는 이유는 무엇인가? 양은 상초에서 기를 받아 피부와 근육 사이를 따뜻하게 하는데 한사가 겉에 있으면 상초가 잘 통하지 못하기 때문이다. 상초가 잘 통하지 못하면 양이 겉을 따뜻하게 하지 못하고 한사가 겉에 머물러 있게 되므로 오한과 전율이 나타난다._『내경』

음이 허하면 속에 열이 생기는 이유는 무엇인가? 지나치게 과로하거나 게으름을 부려서 몸의 기혈이 쇠약해지고 음식을 잘 먹지 못하면 상초의 기가 잘 통하지 못하고 하초는 음식의 찌꺼기를 아래로 내보내지 못하므로 위기胃氣가 막혀서 열이 난다. 그러면 열기가 가슴속을 훈증하기 때문에 속에 열이 생긴다._『내경』

양이 성하면 겉에 열이 생기는 이유는 무엇인가? 상초의 양기가 밖으로 소통하지 못하여 피부가 조밀해지고 주리가 닫히게 되면 땀구멍 또한 통하지 못한다. 그러면 위기衛氣가 잘 나가지 못하기 때문에 피부 표면에 열이 생긴다._『내경』

음이 성하면 속이 차가워지는 이유는 무엇인가? 서늘한 기운이 위로 거슬러 오르면 한기가 가슴속에 몰려서 나가지 못한다. 그러면 가슴속에 양기는 흩어지고 한기만 머물러 있게 된다. 한기는 혈을 뭉치게 한다. 혈이 뭉치면 혈맥이 잘 통하지 못하니 혈이 몸을 자양하지 못한다. 그래서 속이 차가워진다.

2-4.
한사는 형체를 상하게 하고
열사는 기를 상하게 한다

『내경』에서는 "한사寒邪는 형체를 상하게 하고 열사
熱邪는 기를 상하게 한다. 기가 상하면 통증이 생기고
형체가 상하면 붓는다. 통증이 있고 나서 붓는 것은
기가 상한 후에 형체가 상한 것이고, 붓고 난 다음 통
증이 있는 것은 형체가 상한 후에 기가 상한 것이다"
라고 하였다. 주해에서는 "기가 상하면 열이 살에 몰
리기 때문에 통증이 있다. 형체가 상하면 한사가 피
부와 주리로 몰리기 때문에 붓는다.

지나치게 성내거나 기뻐하면 기가 상하고 한사와 열
사는 형체를 상하게 한다"라고 하였다._『내경』

2-5.
병의 근본을 찾아 치료하는 법

병을 치료하려면 그 근원을 살피고 병의 기전을 헤아려 보아야 한다. 오장五藏이 허해지지 않았고 육부六腑가 고갈되지 않았으며 혈맥血脈이 흐름을 벗어나지 않았고 정신이 흩어지지 않았을 때 약을 쓰면 반드시 낫는다. 병이 심각하더라도 절반 정도 치료할 수 있다. 하지만 치료할 시기를 놓쳤다면 생명을 장담할 수 없다._『신농본초경』(神農本草經, 이하 '본초')

2-6.
환자와 의사는 각각 도리가 있다

창공倉公: 서한 때의 저명한 의사이 말하기를 "병에 걸렸는데도 약을 먹기 싫어하는 것이 첫째로 치료할 수 없는 것이고, 무당을 믿고 의사는 믿지 않는 것이 둘째로 치료할 수 없는 것이고, 목숨을 귀중히 여기지 않고 몸을 함부로 여기는 것이 셋째로 치료할 수 없는 것이다"라고 하였다._『본초』

편작扁鵲: 본명은 진월인. 전국시대의 걸출한 의사이 말하기를 "병에 걸렸을 때 치료할 수 없는 여섯 가지가 있다. 교만하고 건방져서 이치를 따르지 않는 것이 첫째로 치료할 수 없는 것이다. 목숨을 가볍게 여기고 재물만 귀중히 여기는 것이 둘째로 치료할 수 없는 것이다. 먹고 입는 것을 부적절하게 하는 것이 셋째로 치료할

수 없는 것이다. 음양의 기와 장부의 기가 고루 안정
되지 않는 것이 넷째로 치료할 수 없는 것이다. 몸이
수척해져서 약을 먹지 못하는 것이 다섯째로 치료할
수 없는 것이다. 무당을 믿고 의사를 믿지 않는 것이
여섯째로 치료할 수 없는 것이다"라고 하였다._『입문』

『논어』에서는 "사람이 항심恒心이 없으면 의사가 될
수 없다"고 하였다. 이것은 의사라는 직업이 거짓이
나 임시변통으로 꾸며 나갈 수 없는 것을 밝힌 것이
다. 그래서 3대째 내려온 의사 집안의 약이 아니라면
먹지 말라고 하였다. 훌륭한 의사가 되려면 팔이 아
홉 번은 부러져 봐야 한다고 할 만큼 의학 공부를 깊
이 해야 한다는 말이다._『본초』

2-7.
사철에 따라 발생하는 병

「영추」에서는 "겨울에 한사寒邪에 상하면 봄에 온병溫病: 외부의 사기로 인한 급성 열병이 잘 생기고, 봄에 풍사風邪에 상하면 여름에 손설飧泄: 먹은 음식이 소화되지 않고 그대로 배설되는 설사이나 이질이 생기고, 여름에 서사暑邪에 상하면 가을에 학질瘧疾: 몸을 벌벌 떨며 주기적으로 열이 나는 병이 생기고, 가을에 습사濕邪에 상하면 겨울에 기침이 생긴다"고 하였다.

2-8.
온갖 병이 발생하는 경위

「영추」에서는 "모든 병은 풍風·우雨·한寒·열熱·습濕과 지나치게 기뻐하거나 성내는 것으로 생긴다"라고 하였다. 기뻐하거나 성내는 것을 다스리지 못하면 오장이 상한다. 풍우의 사기가 상초를 상하게 하고 한습의 사기가 하초를 상하게 한다. 오장이 상하면 병이 음에서 시작된다. 한습의 사기가 몸의 허한 틈으로 들어오면 병이 하초에서 시작하고, 풍우의 사기가 허한 틈으로 들어오면 병이 상초에서 시작한다.

『내경』에서는 "부귀한 사람이 소갈, 졸중풍卒中風: 갑자기 풍사를 맞아서 발병하는 중풍, 반신불수, 위증痿證: 사지의 근육이 위축되고 약해져서 마음대로 가눌 수 없는 병증, 기가 가득차서 치밀어 오르는 증상을 앓는 것은 기름진 음식을 많이 먹었기 때문에 생긴 것이다"라고 하였다.

기운이 막혀서 상하로 잘 통하지 못하는 것은 근심 걱정으로 생긴 병이다.

갑자기 정신을 잃고 귀가 먹고 대소변이 막혀서 나오지 않는 것은 양기가 갑자기 치밀어 올라서 생긴 병이다.

다리를 절면서 발이 싸늘한 것은 풍·한·습의 사기가 침입하여 생긴 병이다.

오장이 고르지 못한 것은 육부 가운데 막힌 곳이 있기 때문이다.

두통에 이명이 나고 구규九竅가 순조롭지 못한 것은 장위腸胃에 병이 생긴 것이다._『내경』.

다섯 가지 사기가 침범하는 데는 각각의 법칙이 있다. 풍사는 몸의 앞부분을 상하게 하고, 한사는 몸의 뒷부분을 상하게 한다. 안개는 상초를 상하게 하고 습사는 하초를 상하게 한다. 안개는 피부와 주리를 상하게 한다. 습사는 관절을 상하게 하고 음식을 조절하지 못하면 비위가 상한다. 극심한 한사는 경맥을 상하게 하고 지나친 열사는 낙맥을 상하게 한다.

_『난경』

2-9.
오장을 보면 병이 보인다

(1) 오장의 기운으로 생기는 병

심의 병은 트림이 난다. 폐의 병은 기침이 난다. 간의 병은 쓸데없는 말을 많이 한다. 비의 병은 신물이 올라온다. 신의 병은 하품과 재채기를 한다. 위의 병은 기가 거슬러 오르고 딸꾹질이 나며 두려워한다. 대장과 소장의 병은 설사를 하고 하초가 상해서 수종이 생긴다. 방광의 병은 소변이 막혀서 잘 나오지 않거나 소변을 참을 수 없는 유뇨증遺尿症이 생긴다. 담의 병은 화를 잘 낸다._『내경』

(2) 오장의 정기가 한 장기로 몰리는 것

정기가 심에 들어가면 기뻐하고, 폐에 들어가면 슬퍼하고, 간에 들어가면 근심하고, 비에 들어가면 싫어하며 피하고, 신장에 들어가면 두려워한다. 이것을 오병五幷이라고 하는데 오장의 기운이 허해서 서로 들어가게 된 것이다. 주해에 "정기는 심화의 정기이 다"라고 하였다. 폐가 허하여 심의 정기가 들어가면 기뻐하게 된다._『내경』

(3) 오장이 싫어하는 것

심은 열을 싫어하고, 폐는 한을 싫어하고, 간은 풍을 싫어하고, 비는 습을 싫어하고, 신은 조燥를 싫어한 다._『내경』

(4) 오장과 관련된 진액

심이 만들어 내는 진액은 땀이고, 폐가 만들어 내는 진액은 콧물이고, 간이 만들어 내는 진액은 눈물이 고, 비가 만들어 내는 진액은 군침이고, 신이 만들어 내는 진액은 침이다._『내경』

(5) 오장이 간직하고 있는 것

심은 신神을 간직하고, 폐는 넋[魄]을 간직하고, 간은 혼魂을 간직하고, 비는 의意를 간직하고, 신은 지志를 간직한다._『내경』

(6) 오장이 주관하는 것

심은 혈맥을 주관하고, 폐는 피모皮毛: 겉가죽과 털를 주
관하고, 간은 근맥을 주관하고, 비는 기육肌肉: 살을 주
관하고, 신은 골격을 주관한다._『내경』

(7) 힘든 일을 해서 생기는 다섯 가지 손상

오랫동안 보면 혈이 상하고, 오랫동안 누워 있으면
기가 상하고, 오랫동안 앉아 있으면 기육이 상하고,
오랫동안 서 있으면 뼈가 상하고, 오랫동안 걸어 다
니면 힘줄이 상한다._『내경』

(8) 다섯 가지 맛은 들어가는 곳이 있다

신맛은 간으로 들어가고, 매운맛은 폐로 들어가고,
쓴맛은 심으로 들어가고, 짠맛은 신으로 들어가고,
단맛은 비로 들어간다._『내경』

(9) 금해야 할 다섯 가지 맛

매운맛은 기로 가니 기병을 앓을 때에는 매운 것을
자제해야 하고, 짠맛은 혈로 가니 혈병을 앓을 때에
는 짠 것을 자제해야 하고, 쓴맛은 뼈로 가니 뼈에 병
이 생겼을 때에는 쓴 것을 자제해야 하고, 단맛은 살
로 가니 살에 병이 생겼을 때는 단것을 자제해야 하

고, 신맛은 힘줄로 가니 힘줄에 병이 생겼을 때는 신
것을 자제해야 한다. 이것이 다섯 가지 금하는 것인
데 어느 것이나 지나치게 먹지 말라는 것이다._『내경』

2-10.
모든 병은 아침에 호전되었다가
저녁에 심해진다

황제가 물었다. "모든 병은 아침에 호전되었다가 한
낮에 편안해지고 저녁에 나빠지다가 밤에 심해지는
것은 무엇 때문인가?" 기백이 답했다. "아침에는 양
기가 생겨나고 위기가 돌기 시작하는 때이므로 병이
호전되고, 한낮에는 양기가 성해져 사기를 이기기 때
문에 편안해집니다. 저녁에는 양기가 쇠퇴하기 시작
하고 사기가 성해지기 시작하는 때이므로 병세가 나
빠지고, 밤에는 양기가 오장으로 들어가고 사기만 남
아 있기 때문에 병이 심해집니다." _「영추」

2-11.
살이 찌거나 마른 데 따라
병증을 구분한다

「영추」에서는 "살이 찌고 윤기가 나는 것은 기와 혈이 넉넉한 것이다. 살은 쪘으나 윤기가 없는 것은 기는 넉넉하나 혈이 부족한 것이다. 여위고 윤기가 없는 것은 기와 혈이 모두 부족한 것이다. 그러므로 형체와 기혈이 넉넉한가 부족한가를 살펴보고 조절해야 하며, 병이 역증逆證: 병세가 일반적인 규칙을 따르지 않고 발전하여 갑자기 가중되면서 발생하는 병증인가 순증順證: 일정한 순서에 따라 가볍게 경과하면서 예후가 좋은 병증인가를 알아야 치료할 수 있다"고 하였다.

살색이 검고 마른 사람은 쉽게 치료되고, 살집이 있고 피부가 두꺼우며 살색이 붉거나 흰 사람은 치료하기 어렵다. 살색이 검은 사람은 풍습風濕을 잘 견디지만 붉거나 흰 사람은 잘 견디지 못한다. 마른 사람은 살이 단단하고 살집이 있는 사람은 살이 무른데, 살이 무르면 병에 걸렸을 때 치료하기 어렵다._『천금방』(千金方, 이하 '천금')

살찐 사람은 기가 허한 탓에 한기가 잘 생긴다. 한기는 습기를 생기게 하고 습은 담痰을 생기게 한다. 마른 사람은 혈이 허하므로 열기가 잘 생긴다. 열은 화火를 생生하게 하고 화는 조燥를 생하게 한다. 그러므로 살찐 사람은 한증寒證, 습증濕證이 많고 마른 사람은 열증熱證, 조증燥證이 많다._『단심』

2-12.
용감한 사람과 겁이 많은 사람은 형체가 다르다

황제가 물었다. "용감한 사람과 겁이 많은 사람의 형체가 다르다고 하는데 그 이유는 무엇인가?" 소유少愈: 상고시대의 의사. 황제의 신하로 침구술에 정통함가 대답하였다. "용감한 사람은 눈빛이 깊고 쏘아보는 듯하며 눈썹은 두껍고 곧게 뻗어 있습니다. 살결은 가로로 나 있고 심장은 단정하며 간이 크고 단단할 뿐 아니라 담의 기운이 충실해 옆으로 넘쳐흐릅니다. 성을 낼 때에는 기운이 거세지고 가슴이 커지며 간은 위로 들리고 담은 가로로 놓입니다. 눈초리가 찢어질 듯이 노려보고 눈에서는 안광이 나오며 머리털이 일어서고 안색이 퍼렇게 됩니다. 이것이 용감한 사람의 특징입니다."

황제가 물었다. "겁이 많은 사람은 어떤 특징이 있는가?" 소유가 대답하였다. "겁이 많은 사람도 눈이 크나 눈빛이 깊지 못하고 광채도 없습니다. 음양이 조화롭지 못하여 살결이 세로로 나 있고 흉골이 짧고 작으며 간에 달린 줄이 늘어졌고 담의 기운 또한 충실하지 못합니다. 장위腸胃가 건강하지 못해서 옆구리 아래가 텅 빈 것 같습니다. 성을 낼 때에도 기운이 가슴속에 가득 차지 못하여 간과 폐가 들리기는 하나 기운이 약해서 노기怒氣가 이내 내려갑니다. 그러므로 오랫동안 성내지 못합니다. 이것이 겁이 많은 사람의 특징입니다."

황제가 물었다. "겁이 많은 사람도 술을 마시면 성내는 것이 용감한 사람과 다르지 않은데 그것은 어느 장기의 작용인가?" 그러자 소유가 대답하였다. "술은 물과 곡식의 정미로운 기운으로 곡식을 발효시켜 만든 진액입니다. 그 기운은 날래고 빨라서 술이 위胃 속에 들어가면 위가 부풀고 기가 치밀어 오릅니다. 하여 가슴속이 충만해져 간기가 들뜨고 담의 기운이 가로막히게 됩니다. 그래서 술에 취하면 말과 행동이 용감한 사람과 비슷해지는 것입니다. 하지만 술기운이 가시면 이전의 상태로 돌아가서 술김에 한 행동을

후회하게 됩니다. 술에 취해서 거리낄 것 없이 행동하는 것을 주패酒悖라고 합니다." _「영추」

2-13.
고귀한 신분이 추락하면 정신이 상한다

『내경』에서는 "고귀한 신분이 천한 신분으로 추락하면 사기邪氣의 침입을 받지 않더라도 정신이 상하고 몸이 허약해진다. 부유하던 사람이 가난해지면 사기의 침입을 받지 않더라도 피모가 마르고 근맥이 땅겨서 굴신이 자유롭지 못하고 팔다리에 힘이 없어 잘 쓰지 못한다. 즐거움이나 괴로움이 지나치거나 처음에는 즐거워하다가 나중에는 괴로워하여도 정기精氣가 손상된다. 정기가 고갈되면 형체도 따라서 망가진다"고 하였다.

2-14.
사람은 7일 동안 먹지 못하면 죽는다

황제가 물었다. "사람은 7일 동안 먹지 못하면 죽는데 왜 그런가?" 기백이 대답하였다. "장위腸胃 속에는 항상 음식 두 말과 물 한 말 다섯 되가 들어 있습니다. 보통 사람은 하루에 두 번 변을 보는데 한 번에 두 되 반씩 내보냅니다. 그러니 하루에 닷 되를 내보내게 됩니다. 7일이면 서 말 닷 되를 내보내게 되는데 그러면 장위에 있던 물과 음식이 다 나오게 됩니다. 사람이 7일 동안 먹지 못하면 죽는 것은 몸 안에 있던 음식의 정기精氣와 진액이 다 없어졌기 때문입니다."

_「영추」

낭송Q 큰글자책 시리즈
동의보감편
낭송 동의보감 잡병편(2)

3부
맥을 보는 법, 진맥(診脈)

3-1.
자연환경과 조화를 이루는 여섯 가지 맥

『내경』에서는 "그 해의 운기를 알고 자연과 조화를 이루어 상하지 않도록 해야 한다"라고 하였다. 주해에 "해마다 육기六氣: 풍·한·서·습·조·화가 있어서 남면南面과 북면北面을 나누어 주관한다"고 하였다. 따라서 육기가 우리 몸의 척맥과 촌맥에 응하는 것을 알아야 한다. 태음에 해당하는 맥은 침沈: 맥이 손가락을 들면 부족하고 누르면 남음이 있다하고 소음에 해당하는 맥은 구鉤: 맥이 크고 넓은데 톡톡 치받는다하고, 궐음에 해당하는 맥은 현弦: 맥이 손가락을 들면 아무것도 없지만 누르면 활시위 같다하고 태양에 해당하는 맥은 대大: 맥이 커서 손가락 전체에 모두 느껴지고 폭도 넓다하면서 장長: 맥이 긴 장대를 만지는 것처럼 곧게 짚인다하다. 양명에 해당하는 맥은 단短: 맥이 짧아서 충만하지 못하다하면서 삽澁: 맥이 매끄럽지 않아 대나무를 긁는 듯하다하고, 소양에 해당하는 맥은 대大하면서 부浮: 맥이 손가락을 얹으면 넉넉하게 느껴지나 누르면 부족하다하다. 이렇듯 여섯 가지 맥과 육기가 응하는 것이 자연과 조화를 이룬다. 이것을 알지 못하고 한증 혹은 열증이라고 하면서, 한증을 치료하기 위해 뜨거운 약을 쓰면 맥은 변하지 않고 도리어 열증이 생기고, 열증을 제압하려고 차가운 약을 쓰면 도리어 한증이 생긴다.

3-2.
몸이 건강하면 맥에 생기가 있다

몸이 건강하면 맥은 자연히 생기가 있다. 그래서 병이 있을 때는 맥에 생기가 있는지 없는지 살펴보아야 한다. 예컨대 한 번 숨 쉴 동안에 맥이 여섯 번 뛰면 삭맥數脈: 맥이 오가는 것이 촉급하다이고 일곱 번 뛰면 극맥極脈: 맥이 몹시 빨리 뛰는 것인데 이것은 열증을 나타낸다. 이런 맥이 힘이 있다면 생기가 있는 것이다. 한 번 숨 쉴 동안에 맥이 세 번 뛰면 지맥遲脈: 맥이 오가는 것이 극히 느리다이고 두 번 뛰면 패맥敗脈: 맥이 몹시 느린 것인데 이것은 한증을 나타낸다. 이런 맥이 힘이 있다면 생기가 남아 있는 것이다. 열증이면서 맥에 생기가 있다면 열을 내리게 해도 생기가 남아 있을 것이고, 한증이면서 맥에 생기가 있다면 한을 없어지게 해도 생기가 남아 있을 것이다. 한증이나 열증일 때 맥에 힘이 없고 생기가 없다면 어떻게 약을 써서 열이나 한을 없앨 수 있겠는가? 이것을 알지 못하고 열을 내리게 하거나 한을 없애면 십중팔구는 죽게 된다._해장

기혈이나 식적食積: 음식물이 오랫동안 정체되어 배에 덩어리가 생긴 병증이나 담음痰飮: 몸 안에 진액이 순환하지 못하고 일정한 부위에 몰려서 생긴 병증에서 한 가지라도 맥을 막고 있다면 맥은 그에 따라 조절되지 못하지만 생기가 있으면 무슨 해가 있겠는가? 생기가 있다는 것은 『경』에 이르기를 "중초의 기[中氣]가 있다"는 것이니, 곧 맥이 힘이 있다는 것이다._『천금』

3-3.
맥은 위기를 근본으로 삼는다

위기胃氣는 중기中氣이다. 이것은 맥이 대大하지도 않고 세細: 맥이 작고 가늘다하지도 않으며, 장長하지도 않고 단短하지도 않으며, 부浮하지도 않고 침沈하지도 않으며, 활滑: 맥이 앞뒤로 움직이며 구슬처럼 구른다하지도 않고 색濇: 맥이 가늘고 느리며 오고감이 어렵고 흩어진다하지도 않다. 그러니 손가락에 닿는 것이 조화되어 무엇이라고 말하기 어렵다. 위기가 있으면 힘이 있고, 힘이 있으면 생기가 있다. 위기가 없으면 힘이 없고, 힘이 없으면 생기가 없다. 생기가 있으면 살고 생기가 없으면 죽는다.
_『입문』

사람은 음식을 근본으로 살아가므로 사람이 음식을 끊으면 죽고, 맥은 위기가 없으면 죽는다._『내경』

3-4.
대맥은 병이 진행되는 것이다

『내경』에서 "대맥大脈은 병이 진행되는 중이다"라고
하였다. 대맥이란 홍맥洪脈: 맥이 손가락 아래서 극히 크다을 달
리 부른 이름으로 화火의 맥이다. 병이 내상內傷으로
생긴 경우라면 음이 허한 틈을 타서 양이 성해지는
것이므로 맥이 대大하게 나타나는데 이때에는 마땅
히 음허陰虛를 치료해야 한다. 병이 외상으로 생긴 경
우라면 경락에 사기가 침범한 것이므로 맥이 대하게
나타나면 성한 사기를 치료해야 한다. 이 두 가지를
합쳐 보면 모두 병이 한창 커지는 형세이다. 그러므
로 '대맥은 병이 진행되고 있다'고 하는 것이다._동원

3-5.
촌구맥이 정상이어도 죽을 수 있다

『난경』에 "촌구맥寸口脈 : 손목에 있는 맥의 맥상은 조화로운데도 환자가 죽는 것은 무슨 까닭인가?"라고 하였다. 이에 답하기를, 12경맥은 모두 생기의 근원과 연결되어 있다. 생기의 근원이라는 것은 12경맥의 근본으로서 신간동기腎間動氣 : 양쪽 신(腎)의 사이에 있는 진기(眞氣)를 말한다. 이것은 오장육부의 근본이고, 12경맥의 기초이며, 호흡하는 문이고, 삼초의 근원으로 사기를 감시하는 신神이다. 따라서 생기는 생명의 근본인데, 이것이 끊어지면 나무의 뿌리가 끊어져 줄기와 잎이 마르는 것과 같다. 마찬가지로 촌구맥의 맥상이 정상인데도 죽는 것은 이미 생기가 속에서 끊어졌기 때문이다.

신간동기는 배꼽 아래에 있는 기해氣海: 배꼽 아래 한 치쯤
되는 부분에 위치한 혈자리. 온몸의 기가 모이는 곳와 단전丹田: 배꼽 아
래 세 치쯤 되는 부분에 위치한 혈자리의 위치에 있다. 단전과 기
해는 신장의 경맥과 통하므로 신장의 뿌리가 된다.
누군가가 "촌구맥의 맥상이 조화로운데 어째서 죽는
가?" 하고 물었다. 이것은 병이 심하여 살이 빠진 사
람을 두고 하는 말이다. 『내경』에서는 "몸이 쇠하고
살이 많이 빠졌으면 구후맥九候脈: 머리, 팔, 다리, 세 곳에 위치
한 아홉 개의 맥이 비록 고르더라도 죽을 수 있다"고 하였
다. 병이 중하여 큰 근육까지 마르면 아무리 육맥六脈:
양쪽 손목의 촌·관·척의 삼부맥이 고르더라도 족양명경의 충
양맥衝陽脈: 충양혈 부위에서 뛰는 맥과 족소음경의 태계맥太
谿脈: 태계혈 부위에서 뛰는 맥, 배꼽 아래의 신간동기를 짚어
보아야 한다. 신간동기가 끊어지지 않았으면 살 수
있다. 그러나 신간동기가 끊어졌으면 비록 삼부三部: 촌
·관·척 세 개의 맥가 고르더라도 죽는다._『의학정전』(醫學正傳,
이하 '정전')

3-6.
진맥은 가볍게 눌러 보는 것과
힘주어 눌러 보는 것이 있다

맥을 짚어 볼 때 콩 세 알의 무게만 한 힘으로 피부 표면을 눌러 보는 것은 폐기를 살피는 것이고, 콩 여섯 알의 무게만 한 힘으로 혈맥을 눌러 보는 것은 심기心氣를 살피는 것이고, 콩 아홉 알의 무게만 한 힘으로 근육을 눌러 보는 것은 비기脾氣를 살피는 것이고, 콩 열두 알의 무게만 한 힘으로 힘줄을 눌러 보는 것은 간기肝氣를 살피는 것이고, 콩 열다섯 알의 무게만 한 힘으로 뼈에 닿도록 눌러 보는 것은 신기腎氣를 보는 것이다._중경

3-7.
남녀노소의 맥이 다르다

남자는 주로 왼쪽 맥을 보고 여자는 주로 오른쪽 맥을 본다. 남자는 왼쪽 맥이 강하고 오른쪽 맥이 약하며, 여자는 오른쪽 맥이 강하고 왼쪽 맥이 약하다. 남자는 양기를 많이 받기 때문에 왼쪽 맥이 성하고, 여자는 음기를 많이 받기 때문에 오른쪽 맥이 성하다. 남자는 왼쪽 척맥을 보고 정부精府: 정낭. 생식액을 저장함의 상태를 살피고, 여자는 오른쪽 척맥을 보고 충맥衝脈: 자궁에서 시작되어 척추를 따라 올라감. 혈이 모이는 곳의 상태를 살핀다._『입문』

폐가 기를 주관하므로 그 상태는 오른쪽 맥에 나타난다. 남자는 기를 근본으로 한다. 그러므로 남자가 병에 걸렸을 때 오른쪽 맥이 왼쪽 맥보다 충실하면 위기胃氣가 있는 것이다. 이때는 병이 아무리 심각해도 치료할 수 있다. 심은 혈을 주관하고 그 상태는 왼쪽 맥에 나타난다. 여자는 혈을 기본으로 한다. 그러므로 여자가 병에 걸렸을 때 왼쪽 맥이 오른쪽 맥보다 충실하면 위기가 있는 것이다. 이때는 병이 아무리 심각해도 치료할 수 있다._『단심』

처녀나 비구니의 맥은 유濡: 맥이 손가락을 가볍게 누르면 느껴지고, 세게 누르면 오히려 분명하지 않다하면서 약하다._동원

노인의 맥은 양이 약하고 음이 강하면 순증順證이고, 음이 약하고 양이 강하면 역증逆證이다. 여기서 음과 양이란 왼쪽과 오른쪽을 말한다._『직지』

어린이의 맥이 한 번 숨 쉴 동안에 예닐곱 번 뛰는 것은 알맞다. 여덟아홉 번 뛰는 것은 열증이며 네다섯 번 뛰는 것은 한증이다._『단심』

3-8.
체형과 성격에 따라 맥이 다르다

맥을 볼 때 살찐 사람의 맥이 부浮한 것은 잘못된 것이다. 마른 사람의 맥이 침沈한 것은 잘못된 것이다. 살찐 사람은 맥이 침해야 하는데 도리어 부하고, 마른 사람은 맥이 부해야 하는데 도리어 침하기 때문이다. 살찐 사람은 피부가 두껍기 때문에 맥이 침하고, 마른 사람은 피부가 얇기 때문에 맥이 부하다._중경

키가 작은 사람의 맥은 단短해야 하고, 키가 큰 사람의 맥은 장長해야 한다. 이와 반대로 나타나는 것은 나쁘다._『입문』

성격이 느긋하면 맥도 느리고, 성격이 조급하면 맥도 급하다. 이와 반대로 나타나는 것은 병이다._『정전』

3-9.
죽음을 예견하는 여러 가지 맥

『내경』에서는 "숨을 한 번 내쉴 동안에 맥이 네 번 이상 뛰면 죽는다. 맥이 끊어졌다가 다시 뛰지 못해도 죽는다. 맥이 잠깐 동안은 느리게 뛰다가 잠깐 동안은 빨리 뛰어도 죽는다"라고 하였다.

맥이 끊어져 왕래하지 않아도 죽을 수 있다._『내경』

살찐 사람의 맥이 실같이 가늘고 약하여 끊어질 것 같으면 죽는다. 마른 사람의 맥이 급하게 뛰면 죽는다. 모든 부맥浮脈이 아무런 원인 없이 나타나도 죽는다._중경

촌맥이 아래로 관맥關脈에까지 이르지 못하는 것은

양이 끊어진 것이고, 척맥이 위로 관맥에까지 이르지 못하는 것은 음이 끊어진 것으로 다 죽는다._중경

사손맥四損脈이 나타나면 3일 만에 죽는다. 건강한 사람의 맥이 네 번 뛰는 동안에 환자의 맥이 한 번 뛰는 것을 사손맥이라고 한다. 오손맥이 나타나면 하루를 못 넘기고 죽는다. 건강한 사람의 맥이 다섯 번 뛰는 동안에 환자의 맥이 한 번 뛰는 것을 보고 오손맥이라 한다. 육손맥이 나타나면 두 시간 만에 죽는다. 건강한 사람의 맥이 여섯 번 뛰는 동안에 환자의 맥이 한 번 뛰는 것을 보고 육손맥이라고 한다. 네 개의 장기에 기운이 끊어지면 사손맥이 나타나고, 오장의 기운이 끊어지면 오손맥이 나타나고, 오장육부의 기운이 다 끊어지면 육손맥이 나타난다._중경

환자의 맥이 끊어지려고 하고 입을 벌리고 있고 다리가 부으면 5일 만에 죽는다._편작

낭송Q 큰글자책 시리즈
동의보감편
낭송 동의보감 잡병편(2)

4부
약을 쓰는 법, 용약(用藥)

4-1.
약을 쓰는 원칙

『내경』에서는 "병이 처음 생겼을 때는 침을 놓아서 낫게 하고, 병이 한창 심할 때에는 병세가 약해질 때까지 기다렸다가 침을 놓아야 한다. 병세가 가벼우면 발산시키고, 심하면 점차 덜어내는 방법으로 치료한다. 기혈이 허하면 보양해 주는 방법으로 치료한다. 병사가 상초에 있으면 토하게 하고, 하초에 있으면 설사시켜서 없어지게 하고, 중초에 있으면 막힌 것을 뚫어서 소화시킨다. 사기가 있으면 탕약에 몸을 담가 땀이 나게 하고, 병사가 피부에 있으면 땀을 내서 사기를 발산시킨다. 병세가 맹렬하고 급하면 안마법을 써서 가라앉힌 다음 치료하고, 병사가 실하면 사기가 겉에 있는지 속에 있는지를 살펴서 발산시키거나 설사시켜야 한다"라고 하였다.

한증은 뜨거운 약을 써서 치료하고, 열증은 차가운 약을 써서 치료한다. 병세가 가벼우면 병의 기운을 거슬러서 치료하고, 병세가 심하면 병의 기운을 따라서 치료한다. 굳고 딱딱한 것은 약하게 하고, 사기가 들어오면 내보내고, 피로하여 상하면 따뜻하게 하고, 울결된 것은 흩어지게 하고, 건조한 것은 적셔 주고, 오그라든 것은 펴 주고, 흩어진 것은 모아 주고, 줄어든 것은 채워 주고, 머물러 있는 것은 돌아가게 하고, 놀란 것은 안정시켜 준다. 이와 같이 상부에 있는 것은 위로 흘러넘치게 하고, 하부에 있는 것은 아래로 흐르게 한다. 안마를 하고, 목욕을 하고, 사기를 몰아내고 발산시킨다. 이렇게 병에 따라 알맞은 방법을 써야 한다._『내경』

약을 쓰는 방법은 봄에는 토하게 하고, 여름에는 땀나게 하고, 가을에는 설사시키고, 겨울에는 성질이 뜨거운 약을 쓰고 뜸을 떠야 한다._중경

4-2.
병을 치료할 때는 순서가 있다

병을 치료할 적에는 반드시 표標와 본本을 먼저 살펴야 한다. 몸에서 겉은 표가 되고, 속은 본이 된다. 양은 표이고, 음이 본이다. 육부는 양에 속해서 표가 되고, 오장은 음에 속해서 본이 된다. 각 장부의 경락에서도 겉에 있는 것은 표가 되고, 속에 있는 것은 본이 된다. 몸에서 기는 표가 되고, 혈은 본이 된다. 병에서 보면 먼저 생긴 것이 본이 되고, 후에 생긴 것이 표가 된다. 병을 치료할 적에는 먼저 본을 치료한 다음, 표를 치료한다. 만일 표를 먼저 치료하고, 후에 본을 치료하면 사기가 왕성해져서 병이 더 심해진다. 그러나 먼저 본을 치료하고 나중에 표를 치료하면 비록 수십 가지 증상이 있더라도 다 없어진다. 가벼운 병이 생기고 나중에 심한 병이 생겼을 때는 먼저 가벼운 병을 치료하고 나서 심한 병을 치료한다. 이렇게 하면 사기는 저절로 없어진다. 그것은 그 근본을 치료했기 때문이다. 뱃속이 더부룩할 때는 표와 본을 가리지 말고 먼저 속이 더부룩한 것부터 치료한다. 뱃속이 더부룩해진 후부터 대소변이 잘 나오지 않을 때에도 표본을 가리지 말고 먼저 대소변이 나오도록 치료하고 나중에 뱃속이 더부룩한 것을 치료한다. 왜냐하면 그것이 급한 것이기 때문이다. 대변이 잘 나오지 않는 것, 오줌이 잘 나오지 않는 것, 뱃속이 더부룩한 것. 세 가지 병 이외에는 그 어떤 병을 막론하고 먼저 본을 치료해야 한다._『입문』

병에 걸렸을 때 열이 나고 토하고 설사하면서 음식이나 약을 먹지 못할 경우가 있다. 이때는 열을 내리는 치료법을 조금 미루고, 토하는 것을 멎게 해서 음식을 좀 먹게 하고 동시에 설사하는 것을 치료해서 원기를 회복시켜야 한다. 그런 다음 열을 치료한다. 이것이 병증에 맞게 완급을 조절해서 치료하는 것이다._『입문』

4-3.
자연과 조화를 맞추어야 한다

『내경』에서는 "그 해의 운기를 먼저 헤아려서 자연과 조화를 상하지 않게 해야 한다"고 하였다. 또한 "기후를 어기지 말고 운기에 거스르지 말아야 한다"고 하였다. 또한 "한 해를 주관하는 기가 왕성하고 쇠약한 것과 절기가 허하고 실한 것을 알지 못하면 유능한 의사가 될 수 없다"라고 하였다.

모든 병에 사철 약을 쓰는 방법은 한寒·열熱·온溫·량涼을 가리지 않고 봄에는 성질이 서늘한 풍약風藥을 쓰고, 여름에는 성질이 찬 약을 쓰고, 가을에는 성질이 따뜻한 약을 쓰고, 겨울에는 성질이 몹시 뜨거운 약을 쓰는 것이다. 이렇게 하면 생성하고 변화하는 작용의 근원이 끊어지지 않게 된다._동원

태평한 시대는 수水가 작용하는 것과 같은 시기이다. 그러므로 맛이 맵고 성질이 뜨거운 약을 써도 다른 병이 생기지 않는다. 혼란한 시기는 화火가 작용하는 것과 같은 시기이다. 이때는 맛이 맵고 성질이 뜨거운 약을 쓰면 황달이 생기거나 반진[班]이 돋거나 괴병壞病: 치료 과정에서 병이 다른 형태로 변형된 것이 생긴다. 이런 때는 사람의 몸속에 이미 화火가 타오르는데 외부에서 또 화기가 침범하기 때문이다. 이런 때에는 맛이 맵고 성질이 뜨거운 약을 써서 땀을 내는 것보다 맛이 맵고 성질이 온화한 약을 쓰는 것이 좋다. 그리고 맛이 맵고 성질이 온화한 약을 쓰는 것이 맛이 맵고 성질이 서늘한 약을 쓰는 것보다 못하다. _하간(河間, 유완소劉完素. 금원시대의 4대 의학자 중 한 사람)

4-4.
약은 병에 맞게 써야 한다

『내경』에서는 "한증은 뜨거운 약을 써서 치료하고, 열증은 차가운 약을 써서 치료한다. 병세가 가벼운 경우는 역치逆治: 병증의 성질과 반대되는 방법으로 치료하는 것하고 심하면 종치從治: 질병의 증상에 순응하여 치료하는 것해야 한다"라고 하였다. 역치는 정치법正治法을 말하고, 종치는 반치법反治法을 말한다. 반치법을 쓰는 것은 병의 상태에 맞게 한다. 황제가 물었다. "반치법은 어떻게 하는가?" 기백이 대답하였다. "성질이 더운 약은 차갑게 해서 쓰고, 차가운 약은 뜨겁게 해서 쓰며, 막히면 막히게 하는 약을 쓰고, 통하면 통하게 하는 약을 쓰되 병의 원인부터 치료해야 합니다. 처음 반치법을 쓸 때는 약의 성질과 병의 성질이 같아 보이지만 결과적으로는 약의 성질과 병의 성질이 상반되는 것입니다. 따라서 반치법을 사용하면 적취를 없애고, 굳게 뭉친 것을 흩어 버리며, 기를 고르게 하니 반드시 병을 낫게 할 수 있습니다."

열이 쌓였을 때에는 맛이 쓰고 성질이 찬 약을 쓰되 생강즙이나 술로 법제하여 쓴다. 한증에는 부자 같이 성질이 뜨거운 약을 쓰되 사내아이의 오줌이나 꿀로 법제하여 쓴다. 이것 역시 성질이 찬 약은 뜨겁게 해서 쓰고 뜨거운 약은 차게 해서 쓰는 것이다._『내경』

참고로 땀을 내거나 설사시킬 때 주의해야 할 점이 있다. 땀을 많이 내면 양기가 손상되고, 설사를 심하게 하면 음기를 상한다._중경

땀을 내지 말아야 할 때 땀을 내면 몸에 진액이 말라서 죽는다. 설사시키지 말아야 할 때 설사시키면 항문이 열려서 설사가 심해지고 소변이 계속 나와서 죽는다._중경

땀을 심하게 내면 기가 상하고, 설사를 심하게 시키면 혈이 상한다._『세의득효방』(世醫得效方, 이하『득효』)

4-5.
유능한 의사는 병이 생기기 전에 치료한다

"유능한 의사는 병이 생기기 전에 치료한다고 하는데 어떻게 하는 것입니까?" 하고 물었다. 스승이 대답하기를 "간肝에 병이 생기면 간에서 비脾로 옮겨 갈 것을 알고 미리 비를 충실하게 하는 것이다. 보통 의사는 병이 옮겨 가는 것을 알지 못한다. 그래서 간에 병이 생기면 오직 간만 치료하는 것이다"라고 답하였다. 간에 병이 들었을 때에는 맛이 신 약으로 보하고 타는 냄새가 나면서 맛이 쓴 약으로 도와주며 맛이 단 약으로 보양해 준다. 신 맛은 간으로 들어가고, 타는 냄새가 나면서 쓴 맛은 심으로 들어가고, 단맛은 비로 들어간다. 오장의 관계를 보면 비기가 신기를 상하게 하고 신기가 약해지면 수기가 잘 돌지 못한다. 수기가 잘 돌지 못하면 심화가 왕성해진다. 심화가 왕성해지면 폐가 상하고 폐가 상하면 폐기가 잘 통하지 못한다. 폐기가 잘 통하지 못해서 약해지면 간목肝木의 병이 절로 낫는다. 그래서 간병을 치료할 때는 비를 보해 주는 것이다._중경

4-6.
통하면 아프지 않다

아프면 통하지 못하고, 통하지 못하면 아프다[通卽不痛 不通卽痛]. 모든 통증은 기혈이 울결되어 나타나는 담음이나 식적 같은 실증實證으로 생긴다. 그래서 뭉친 것을 잘 통하게 하면 통증이 가벼워진다. 사람들은 흔히 설사시키는 것만 통하게 하는 것이라고 한다. 통증이 겉에 있는 것도 실한 것이고, 속에 있는 것도 실한 것이고, 혈기에 있는 것도 실한 것이다. 그러므로 겉에 있을 때에는 땀을 내고, 속에 있을 때에는 설사시켜야 낫고, 혈기에 있을 때에는 흩어지게 하고 돌게 해야 낫는다. 어찌 잘 통하게 한다는 것을 설사시키는 것만으로 이해할 수 있겠는가. _동원

통증은 화火에 속한다. 하지만 성질이 차가운 약을 많

이 쓰지 말고 성질이 따뜻한 약을 써서 뭉친 것을 흩어지게 해야 한다._『단심』.

통증에는 기를 보해서는 안 되기 때문에 인삼을 쓰지 말아야 한다. 기를 보하여 왕성해지면 뭉쳐서 통증이 더욱 심해진다._『단심』

4-7.
병은 한·습·조·열에 불과하다

한寒과 습濕은 음에 속하고 조燥와 열熱은 양에 속한다. 그러므로 병의 원인은 이 두 가지 밖에 없다. 약을 잘 쓰는 의사는 맛이 쓰고 성질이 찬 약으로 양을 소설시키고, 맛이 맵고 성질이 따뜻한 약으로 음을 발산시킨다. 이렇게 하여도 병이 낫지 않는 것은 사기가 남아 있기 때문이다._『고금의감』(古今醫鑑, 이하 '의감')

풍증, 열증, 조증, 습증, 한증은 치료하는 법이 있다. 풍사는 양에 속하며 잘 돌아다니고 자주 변하며 몸에 침입해서 정기正氣를 막히게 한다. 그래서 풍증을 치료할 때는 기를 잘 돌게 해서 풍사를 겉으로 발산시키는 약을 쓴다. 몸에 풍사가 침입해서 오랫동안 머물러 있으면 열로 변하는데 열은 담痰을 생기게 한다.

이때에는 풍사를 몰아내고 담을 삭이는 약을 쓴다. 열이 극에 이르면 풍이 생기는데 풍은 진액을 마르게 하므로 이때는 열을 식히고 마른 것을 적셔 주는 약을 써야 한다.

열증에는 성질이 차가운 약을 쓴다. 차가운 약은 성질이 음에 속하기 때문에 열증을 치료할 때 쓴다. 울화가 생기면 간화肝火가 왕성하므로 풍증에 쓰는 약으로 발산시킨다. 화가 울체되면 심화心火가 왕성하므로 양기를 끌어올리고 화를 흩어 주는 약을 쓴다.

조증은 혈이 허해서 생긴다. 혈이 허하면 열이 생기는데 열이 조증을 생기게 한다. 이때는 열을 내리고 진액을 생기게 하는 약과 혈을 자양해 주고 마른 것을 적셔 주는 약을 쓴다.

습은 기가 허하여 음식을 소화시켜 내려 보내지 못하면 생긴다. 이때는 기를 보하고 습을 없애는 약을 쓴다. 또한 속을 따뜻하게 하고 소화를 도와주는 약과 수습을 잘 돌게 하는 약, 대소변이 잘 나오게 하는 약을 쓴다.

한증은 성질이 뜨거운 약으로 치료한다. 뜨거운 약은 양에 속하므로 한증을 치료하는 데 쓰는 것이다. 겉이 차가우면 땀을 내어 발산시키는 것이 좋으므로 풍증에 쓰는 약으로 한사가 땀을 따라 나가게 한다._고암
(명대 의학자 방광方廣)

4-8.
위기를 손상시키지 말아야 한다

잡병雜病을 치료할 때에는 기를 고르게 한 다음 여러 가지 증상을 치료하는데 위기胃氣가 상하지 않도록 하는 것이 중요하다. 위기는 맑고 순수하고 조화로운 기운인데 음식을 통해서 생성되고 보충된다. 혈에 병이 생겼으면 먼저 기를 조화롭게 해야 한다. 기가 조화롭지 못하면 혈이 돌지 못하기 때문이다. 기는 몸의 근본으로 가정에서 남편과 같은 역할을 한다. 남편이 이끌지 않으면 아내가 따라가지 못하듯이 기가 이끌지 않으면 혈이 운행하지 못한다._동원

환자를 보고 기가 약한 사람이면 맛이 쓰고 성질이 찬 약은 빼고, 인삼·황기·감초 같은 약을 써서 원기를 보양하고 화는 덜어내야 한다.

음식으로 몸을 치료하는 방법이 있다. 손진인孫眞人: 당나라 때의 저명한 의사. 본명은 손사막이 말하기를 "의사는 먼저 병의 원인을 알아내고 그 원인에 따라 음식으로 치료해야 한다. 음식으로 병을 치료하여도 낫지 않으면 그때 약을 쓴다고 하였다. 노인이나 어린이뿐만 아니라 몸을 소홀하게 여기며 아무 것이나 먹는 사람, 오랜 병으로 약을 싫어하는 사람, 가난한 사람 등 모두 음식을 조절하여 치료하는 것이 좋다"라고 하였다.

_『입문』

낭송Q 큰글자책 시리즈
동의보감편
낭송 동의보감 잡병편(2)

5부
토하게 하는 것, 토(吐)

5-1.
봄에는 토하게 하는 것이 좋다

장중경이 쓰던 방법 중에 봄에 토하게 하는 것은 봄에 만물이 땅을 뚫고 싹터 나오는 모습을 본뜬 것이다. 토하면 울체되었던 양기가 쉽게 통하게 된다._동원

토하고 설사시키고 땀을 내는 세 가지 방법은 옛날부터 이름난 의사들이 써 온 방법이다. 그 효과는 말로 다할 수 없다. 그런데 요즘 서투른 의사들은 오직 다양한 의학책을 보기만 할 뿐 치료법을 알지 못하고 병의 원인을 찾아내지 못하여 과거의 좋은 치료법을 행할 수가 없다. 그러니 병의 근원을 찾아내지 못한다. 날이 갈수록 옛날의 좋은 것이 하나씩 없어지는데 한심한 일이 아닐 수 없다._『강목』

5-2.
토하게 하는 법

토하는 치료법은 날씨가 맑은 날만 써야 한다. 그러
나 병이 급하면 이를 따르지 않아도 되는데, 가급적
묘시卯時: 오전 5~7시 혹은 진시辰時: 오전 7~9시에 하는 것
이 좋다. 『내경』에서는 "이른 아침부터 한낮까지는
하늘의 기운이 양陽에 속하는데 이때는 양 중의 양이
다"라고 하였다. 장중경은 "봄에는 토하게 하는 것이
좋다"고 하였다. 그것은 천지의 기氣도 봄에는 위에
있고 사람의 기도 봄에는 위에 있기 때문이다. 하루
중에 새벽 5시에서 7시 사이, 오전 7시에서 9시까지
가 바로 이때이다. 따라서 이른 아침에 토하게 하는
것이 좋고 밤에는 좋지 못하다. 토하려면 전날 저녁
부터 음식을 먹지 않도록 해야 한다._『단심』

토할 때에는 긴 천으로 허리와 배를 두른 다음 바람이 없는 곳으로 간다. 이때는 빈속이나 많이 먹지 않은 상태에서 날씨가 쾌청한 때를 얻어서 하는 것이 좋다.

풍담風痰이나 급한 병, 음식에 상한 경우에는 아무 때나 토하게 해도 된다._『입문』.

토하게 하는 약을 먹고도 토하지 않으면 사탕 한 개를 입에 넣고 있게 한다. 이때 담연痰涎: 가래나 거품이 섞인 끈적한 침이 나오는데 해롭지 않다. 이것은 저절로 토하게 하는 방법이다._『입문』

토하게 하는 약을 먹은 다음에도 토하지 못할 때는 김칫국물을 끓여서 마시면 토한다._『단심』

허약한 사람은 적게 토하게 하는 것이 좋다. 토하는 약을 먹고 나서 시간이 지나도 토하지 않으면 끓인 물 한 되를 마셔서 약 기운을 도와준다. 약을 지나치게 먹었을 때도 물을 마셔서 풀어 준다._『활인서』(活人書, 이하 '활인')

5-3.
토하게 해서는 안 되는 병증

병세가 위급한 사람, 늙거나 약하여 원기가 쇠약한
사람은 토하게 해서는 안 된다.

토혈吐血: 구역질하는 소리 없이 피가 입으로 많이 나오는 것, **구혈**嘔血: 구역질하면서 피를 토하는 것, **각혈**咯血: 기관지나 폐가 상해서 피를 토하는 것, **타혈**唾血: 침에 피가 섞여 나오는 것, **수혈**嗽血: 기침할 때 피가 나오는 것, **혈붕**血崩: 월경의 시기가 아닌데 큰 출혈이 있는 것 등 피를 흘리는 병증에는 토하게 하면 안 된다.

환자가 정신이 없어 헛소리와 허튼 행동을 할 때에는
토하게 하면 안 된다.

환자가 옳고 그른 것을 분별하지 못하고 말할 때에는

토하게 하면 안 된다.

성질과 행동이 사납고 포악하며 화를 잘 내고 음란한 것을 좋아하는 사람은 토하게 하면 안 된다._자화(子和, 장종정張從正, 금원사대가 중 한 명)

낭송Q 큰글자책 시리즈
동의보감편
낭송 동의보감 잡병편(2)

6부
땀 내는 법, 한(汗)

6-1.
여름에는 땀내는 것이 좋다

장중경은 "여름에는 땀내는 것이 좋다"고 하였다.

_『상한론』(傷寒論)

땀을 너무 일찍 내지 말아야 한다 몸에 땀을 낼 때는 오시(午時: 오전 11시부터 오후 1시 사이)에 내는 것이 좋다. 오전은 양분(陽分)에 속하기 때문에 이때 땀을 내는 것이 마땅하고 오후는 음분(陰分)에 속하기 때문에 마땅하지 않다. 그러므로 "땀을 너무 일찍 내서도 안 되고 너무 늦게 내서도 안 된다"라고 한 것이다. 그러나 병이 위급하면 새벽이거나 밤중이거나 관계없이 머리부터 발끝까지 이불을 푹 덮고 땀내는 약을 먹은 다음 손발이 축축해지도록 서서히 땀을 내는 것이 좋다.

_『입문』

6-2.
땀을 내는 방법

땀은 손발이 축축하게 젖도록 두 시간 정도 내는 것
이 좋다. 그렇다고 땀이 흘러내리도록 해서는 안 된
다. 땀나는 약을 먹고 나서 병이 나으면 더 먹지 말아
야 한다. 땀을 낼 때에 허리 위는 평소처럼 덮고, 허리
아래는 두껍게 덮어야 한다. 그 이유는 허리 위에 땀
이 많이 나더라도, 허리 아래부터 발끝까지 땀이 적
게 나면 병이 낫지 않기 때문이다. 허리에서부터 발
끝까지는 땀이 푹 나도록 해야 한다._『득효』

6-3.
땀을 내지 말아야 할 증상

창상瘡傷: 쇠붙이 등에 의해 난 상처이 있을 때는 몸이 아프더
라도 땀을 내지 말아야 한다. 땀을 내면 치병痓病: 파상
풍. 수족이 차고 목이 뻣뻣하다이 생긴다._중경

코피가 날 때는 땀을 내지 말아야 한다. 피가 나오는
병은 땀을 내서는 안 된다. 그 이유는 피와 땀이 이름
만 다를 뿐 근본은 같기 때문이다. 그래서 피를 많이
흘리면 땀이 적어지고 땀을 많이 흘리면 피가 적어진
다. 피가 제멋대로 나오는 것은 피가 열에 상했기 때
문인데 이때에 땀을 내면 열사熱邪를 도와 진액을 더
욱 줄어들게 한다. 그러면 병의 예후가 좋지 못하다.
_중경

6-4.
땀을 많이 내면 기를 손상시킨다

땀을 지나치게 내면 기를 손상시킨다._『득효』

땀을 내는 이유는 양陽을 돕기 위해서다. 그런데 양이 음사의 침입을 받으면 음사인 한사가 양을 핍박한다. 이때 땀으로 한사를 발산시켜 양기를 회복시켜야한다. 그런데 한사가 제거되었는데도 계속 땀을 내면 양기가 손상된다. 『내경』에서 "양이 거듭되면 음陰이 생기고 음이 생기면 양은 저절로 없어진다"라고 하였는데 땀을 많이 내면 망양증亡陽證: 양을 잃어 원기가 소모되는 것이 생긴다고 한 것은 이것을 두고 한 말이다.

_동원

낭송Q 큰글자책 시리즈
동의보감편
낭송 동의보감 잡병편(2)

7부
아래로 설사시키는 것, 하(下)

7-1.
가을에는 설사시키는 것이 좋다

장중경은 "가을에는 설사시키는 것이 좋다"고 하였다._『상한론』

설사는 사시巳時 : 오전 9시부터 11시 사이 전에 시켜야 한다. 사시 이전은 양분에 속하고 사시 이후는 음분에 속하기 때문이다._동원

적취積聚: 뱃속에 덩어리가 생겨 아픈 것나 전광癲狂: 정신 이상이 생긴 병증일 때 설사시키려면 반드시 동이 틀 무렵이나 이른 아침 빈속에 탕약을 먹어야 한다. 한사에 상해서 열이 주기적으로 나고, 음식을 먹지 못할 때는 사시 이후에 설사시키는 것이 좋다._『입문』

7-2.
설사를 빨리 시키는 방법

설사약을 먹었지만 오랜 시간이 지나도 설사가 나지 않으면 뜨거운 죽을 한 사발 먹는다. 설사를 과도하게 하면서 멎지 않으면 식은 죽을 한 사발 먹는다. 이것은 약이 뜨거워지면 나가게 하고 차가우면 멎게 하기 때문이다._중경

7-3.
설사를 지나치게 하면 혈이 손상된다

설사를 지나치게 하면 혈이 손상된다._『득효』

설사시키는 것은 음을 돕기 위해서이다. 음이 양사의
침입을 받으면 양사인 열사가 음을 핍박한다. 이때
설사로 열사를 제거하여 음기를 자양해야 한다. 그런
데 열사가 이미 없어졌는데 또 설사시키면 음기가 없
어지게 된다. 『내경』에서는 "음이 거듭되면 양이 생
기므로 음기는 없어진다"고 하였다. 설사를 많이 시
키면 망음증(亡陰證: 음액이 몹시 소모된 상태)이 생긴다는 것이
이것을 두고 한 말이다._동원

설사는 신중하게 시켜야 한다. 병사病邪가 있을 때 공
격하는 성질을 가진 약을 먹으면 약이 병사를 공격할

것이다. 그러나 병사가 가벼운데 약 기운이 강하면 도리어 위기胃氣가 상하게 된다. 위기라는 것은 깨끗하고 조화로운 기운인데 이 기운은 음식을 먹어야 생겨난다._동원

낭송Q 큰글자책 시리즈
동의보감편
낭송 동의보감 잡병편(2)

8부
몸 안에 생긴 병, 내상(內傷)

8-1.
병은 음식과 약으로 치료한다

몸을 편안하게 하는 근본은 음식에 있고, 병을 치료
하는 방법은 약에 달려 있다. 음식을 적당히 먹을 줄
모르는 사람은 생명을 온전히 보존할 수 없고, 약의
성질에 밝지 못한 사람은 병을 치료할 수 없다. 그러
니 음식은 능히 나쁜 기운을 물리치고 오장육부를 편
안하게 한다. 약물은 능히 정신을 안정시키고 타고난
성정을 길러 혈기를 자양해 주니, 사람은 이 두 가지
를 몰라서는 안 된다. 그렇기 때문에 웃어른이나 부
모가 병에 걸리면 먼저 음식으로 치료해야 하고, 그
래도 낫지 않으면 약을 써서 치료해야 한다._『천금』

8-2.
음식은 생명의 근본이다

천지간에 사람의 생명을 길러 주는 것은 오곡뿐이다. 오곡은 땅이 가지고 있는 중화中和의 기운을 받고 자라니, 그 맛은 담백하면서 달고, 성질이 화평하여 몸을 잘 보하면서도 배설을 잘 시킨다. 오랫동안 먹어도 탈이 나지 않으니, 사람에게 크게 이롭다. 허나 약물은 그렇지 않다. 비록 인삼이나 황기일지라도 약성이 치우친 바가 있으니, 공격하는 약이야 더 말할 나위가 있겠는가? _『단심』

사람들은 고기가 보하는 성질이 있다고 알고 있다. 그러나 고기는 보하는 성질은 없고, 다만 양기만을 보할 따름이다. 사람들의 몸이 점점 수척해지고 쇠약해지는 허손虛損이란 것은 양기는 부족하지 않고 음

기가 부족한 것이니, 고기로써 음기를 보하는 것은
마치 나무에 올라가 물고기를 찾는 것과 같다._『단심』

속담에 "사람에게는 생명의 근본이 따로 없고 음식
이 생명의 근본이다"라고 하였다. 대개 비위脾胃는 토
土에 속하여, 주로 음식을 받아들이므로 사람이 생명
을 유지하는 근본이 된다._『단심』

8-3.
음식의 정기가 영기와 위기를 운행시킨다

황제가 물었다. "영기榮氣와 위기衛氣는 어떻게 돌아다니는가?" 이에 백고伯高가 대답하였다. "음식이 위에 들어가 소화과정을 거치면, 그 정미로운 것이 먼저 상초와 중초에 퍼진 다음 오장에 영양을 공급해 주는데, 따로 두 갈래로 갈라져서 다니게 되니 영기와 위기의 길이 됩니다. 종기宗氣: 음식물의 정미로운 물질로 된 곡기(穀氣)와 숨쉴 때 들어온 청기(淸氣)가 결합되어 생긴 기가 어울려서 다니지 않는 것이 가슴에 쌓이게 되니 이를 '기해'氣海라고 합니다. 이것은 폐로 나와 인후를 돕니다. 그러니 숨을 내쉬면 기운이 나가고 들이쉬면 기운이 들어오게 됩니다. 천지의 정기는 늘 나가는 것은 셋이요, 들어오는 것은 하나입니다. 그러므로 한나절 동안 음식을 먹지 않으면 기가 쇠하고, 하루 종일 음식을 먹지 않으면 기운이 떨어지는 것입니다."_「영추」.

보통 사람은 음식이 위胃에 들어가야 비로소 혈맥이 돌고, 수액의 정기가 경맥으로 들어가야 비로소 혈이 생긴다. 수액이 없어지면 몸을 자양하는 영기가 흩어지고, 곡기가 소멸되면 몸을 방어할 위기를 잃는다. 이렇게 영기가 흩어지고 위기를 잃으면 정신은 의지할 곳이 없어진다._『강목』

음식이 위에 들어가면 탁한 것은 찌꺼기가 되어 유문幽門: 위장의 밑부분 출구으로 내려가는데 대·소장에 이르면 똥이 되어 항문으로 나간다. 맑은 것은 재빨리 변하여 기가 되고, 이것은 비기脾氣에 힘입어 폐로 올라간다. 지극히 맑고 정미로운 것은 폐기에 의해 온몸을 적시고, 땀과 진액, 타액이 되어 혈맥을 돕고 기력을 도우면서 끊임없이 운행한다. 그 맑은 것 가운데서도 탁한 것은 방광으로 내려가 오줌으로 나간다. 아직 방광으로 들어가지 못하고 방광 밖에 있는 것은 여전히 탁기로 있게 되고, 이미 방광으로 들어간 것은 변하여 오줌이 된다._『정전』

8-4.
다섯 가지 맛이 지나치면 병이 된다

신맛은 힘줄로 가는데, 많이 먹으면 오줌이 나오지 않는다.

짠맛은 혈로 가는데, 너무 많이 먹으면 갈증이 난다.

매운맛은 기로 가는데, 너무 많이 먹으면 땀이 난다.

쓴맛은 뼈로 가는데 너무 많이 먹으면 구역질이 난다.

단맛은 살로 가는데 너무 많이 먹으면 가슴이 답답하다._「영추」

짠 것을 너무 많이 먹으면 혈맥이 엉기고 막혀 피부색이 변한다. 쓴 것을 너무 많이 먹으면 피부가 말라서 털이 빠진다. 매운 것을 너무 많이 먹으면 힘줄이 땅기면서 손발톱이 마른다. 신 것을 너무 많이 먹으면 살이 두꺼워지고 주름지며 입술이 뒤집어진다. 단 것을 너무 많이 먹으면 뼈가 아프고 머리털이 빠진다._『내경』

8-5.
과식하면 음식에 상한다

음식에 상한 식상食傷은 대부분 과식 때문이다. 음식이 소화되어 내려가지 않고 명치 밑에 머물러 있어 배가 불러 오르고 답답하다. 음식을 싫어하고 잘 먹지 못하고, 신트림이 나며, 냄새 나는 방귀가 나온다. 배가 아프고 토하며 설사하기도 한다. 식상 증세가 심하면 열이 나고 머리가 아프다. 또, 왼쪽 손목의 관맥關脈: 진찰하는 촌·관·척의 맥 중 가운데 맥은 고르고 오른쪽 관맥은 팽팽하고 성한데, 이것은 다 음식에 상한 것이다.

대개 음식을 지나치게 먹으면 기를 소모하는데, 그 양상은 여러 가지다. 음식이 내려가지 않고 도로 올라오니 토하면서 정신을 소모하기도 하고, 마신 것을 삭이지 못하여 담痰이 된 것을 뱉어서 신수神水: 침를 소모하기도 하고, 대변이 잦으면서 설사하며 음식물이 소화되어 생긴 기를 소모하기도 하고, 소변이 탁하고 지나치게 나가서 정을 소모하기도 한다. 심지어는 멀겋고 찬 정액이 아래로 새거나 계속 땀이 흐르거나 오줌이 잘 나오지 않고 방울방울 떨어지면서 설사하는 것도 있는데, 모두 음식을 지나치게 먹었거나 기름진 음식을 많이 먹어서 그런 것이다._『만병회춘』(萬病回春, 이하 '회춘')

대개 음식을 지나치게 먹으면 폐肺를 상하고, 배가 고프면 기氣를 상한다._『득효』

음식은 형체가 있으니 음식에 상했다면 반드시 음식을 적게 먹는 것이 좋다. 그 다음 체한 것을 소화시켜 아래로 내려보내야 하는데 정향난반환과 지출환 같은 약을 주로 쓴다. 심하면 토하게 하거나 설사시킨다._『단심』

8-6.
술은 사람을 이롭게도 하고 상하게도 한다

술은 오곡의 진액이고 쌀누룩의 정화精華인데, 사람을 이롭게도 하지만 상하게도 하는 것은 어째서인가? 왜냐하면 술은 열도 많고 독도 많기 때문이다. 몹시 추운 때 바닷물이 얼지언정 오직 술만 얼지 않는 것은 그 열성熱性 때문이다. 술을 마시면 정신이 혼란해져서 사람의 본성까지 변하게 하는 것은 그 독성毒性 때문이다. 찬바람과 추위를 물리치고 혈맥을 잘 돌게 하며, 사기를 없애고 약기운을 이끄는 데는 술보다 나은 것이 없다. 하나 술을 지나치게 마시면, 그 독기가 심心을 침범하고 창자를 뚫어 옆구리를 썩게 하고 정신이 착란되어 눈이 잘 보이지 않는다. 이것은 생명의 근본을 잃은 것이다._『의방유취』(醫方類聚, 이하 '유취')

술이란 것은 열성이 심하고 독기가 있어 냄새와 맛이 모두 양에 속한다. 만약 술에 상했을 때는 땀을 내어 발산시키면 낫는다. 그다음 오줌을 잘 통하게 하여 위아래로 습기를 없애는 것이 좋다. 이때는 갈화해정 탕으로 치료한다._동원

좋은 술은 열이 심하고 독이 많으나, 향기롭고 맛이 좋아서 입에 맞는다. 기를 돌게 하고 혈을 고르게 하여 몸에 적당하니, 마시는 사람은 지나친 것을 알지 못한다. 술의 성질은 올라가기를 좋아하니 기는 반드시 그것을 따라 올라간다. 기가 올라가면 담痰이 상초에 몰리고 오줌이 막혀 잘 나가지 않는다. 술독으로 폐가 적사賊邪 : 오행의 상극관계의 장부로 병이 전해질 때의 사기를 만나면 폐는 반드시 건조해진다. 폐가 건조하니 차고 시원한 것을 함부로 마시면 열이 속에 몰려서, 폐기가 열을 받아서 몹시 상하게 된다. 처음에 병이 가벼울 때는 토하거나 저절로 땀이 난다. 헌데가 생기고 코가 붉으며, 설사를 한다. 심과 비에 통증이 나타나는데, 이때는 발산시켜서 치료할 수 있다. 오래되어 병이 심해지면 소갈, 황달이 생기고 실명할 수도 있다. 이밖에도 알기 어려운 병까지 생긴다. 유능한 의사가 아니면 쉽게 치료할 수 없으니 조심하여야 한

다._『단심』

오랫동안 술을 마신 사람은 장부에 독이 쌓여서 힘줄이 약해지고 정신이 상하고 수명이 짧아진다._『득효』

술에 취했을 때는 뜨거운 물로 양치하는 것이 좋다. 그것은 대개 술독이 치아에 있기 때문이다. 몹시 취했으면 바람이 통하지 않는 곳에서 뜨거운 물에 여러 번 세수하고 머리를 십여 번 빗으면 곧 깨어난다._『단심』

8-7.
술을 즐기는 사람의 금기사항

술을 즐기는 사람이 병들었을 때는 계지탕을 복용해서는 안 된다. 그것을 먹으면 구역질을 한다. 이는 그들이 단것을 좋아하지 않기 때문이다. 따라서 단것을 삼가야 한다._중경

탁주를 마신 다음에는 국수를 먹지 말아야 한다. 땀구멍을 막는다._『입문』

얼굴이 흰 사람은 술을 많이 마시지 말아야 한다. 혈을 소모한다._『단심』

술에 취한 뒤에 억지로 음식을 먹지 말아야 한다. 잘 낫지 않는 종기[癰疽]가 생길 수도 있다.

술에 취해 누워서 바람을 쐬면 목이 쉰다.

술에 취해서 마차를 타고 달리거나 뛰지 말아야 한다.

술에 취한 채 성생활을 하지 말아야 한다. 가볍게는 얼굴에 검버섯이 생기고 기침을 하며, 심하게는 오장의 맥이 끊어지고 수명이 짧아진다._『득효』

술은 사람의 감정을 즐겁게 하고 혈맥을 통하게 한다. 하지만 자연히 풍을 끌어들이고, 신腎을 상하게 하고, 창자를 녹여 내며, 옆구리를 썩게 한다. 이렇게 하는 데 술보다 더한 것이 없다. 그러므로 배부르게 먹은 뒤에는 술 마시는 것을 더욱 삼가야 한다. 술을 마시되 너무 빨리 마시지 말아야 한다. 폐를 상할 염려가 있다. 술을 마시고 깨기 전 몹시 갈증이 날 때는 물과 차를 마시지 말아야 한다. 물과 차를 마시면 술이 대부분 그것을 이끌고 신腎으로 들어가는데, 고여 있는 독한 물이 된다. 그로 인해 허리와 다리가 무거워지고, 방광이 차고 아플 뿐 아니라, 수종水腫·소갈· 연벽攣躄: 경련을 일으키거나 쓰러짐 등이 생길 수 있다._『활인심법』(活人心法, 이하 '활인심')

8-8.
과로에는 따뜻하게 한다

기뻐하거나 성내는 것이 지나치고 생활이 때에 맞지 않고 피로한 것은 다 기를 상하게 한다. 기가 약해지면 화가 왕성해지고, 화가 왕성해지면 비토脾土를 타고 오른다. 비는 팔다리를 주관하니, 비토가 상하면 노곤하고 열이 나며 움직일 힘이 없고, 말을 하는 것도 힘들어 한다. 움직이면 숨이 차고 몸 겉에 열이 있어 저절로 땀이 나고, 가슴이 답답하고 불안하다. 이런 경우에는 마땅히 마음을 안정시키고 조용히 앉아 기운을 돋운 다음, 달고 성질이 찬 약으로 열을 내려주고, 신맛으로 흩어진 기를 거둬들이며, 달고 성질이 따뜻한 약으로 중초의 기를 조절해야 한다._동원

과로하면 기가 흩어져 기가 짧다. 숨이 가쁘고 땀이

나서, 안팎으로 기가 다 빠지므로 기가 소모된다고 하는 것이다._『내경』

『내경』에는 "지나치게 과로했을 때는 따뜻하게 하고, 허손된 것은 보한다"고 하였다. 대체로 과로한 것은 힘든 일을 지나치게 하여 정신이 편안치 못한 것이니 온양하여 주는 것이다. 온양하여 준다는 것은 음식을 조절해서 먹고, 일상생활을 적절하게 하며, 욕심을 버리고 생각을 줄여 점차로 음식과 호흡이 합쳐져 생긴 진기眞氣를 회복시키는 것이다._『기회』

지나친 성생활로 신腎을 상한 증상은 과로로 몸이 상한 노권상과 비슷하다. 둘 다 내상으로 열이 나는 증상이다. 그러나 노권상은 양기가 아래로 처진 것이므로 기를 보하여 끌어올려야 하는 것이고, 성생활을 지나치게 하여 신을 상한 증은 양화陽火가 위로 올라간 것이므로 신음을 자양하여 아래로 내려가게 해야 한다. 이렇게 하나는 끌어올려야 하고 하나는 끌어내려야 하는 것이니 둘은 다른 것이다.

8-9.
탄산과 토산, 트림은 위기의 작용이다

'탄산'吞酸은 신물이 목구멍으로 올라 가슴을 찌르는 듯한 것이고, '토산'吐酸은 신물을 토하는 것이다.
_『회춘』

습열濕熱이 위胃에 있을 때 음식을 먹으면, 습열에 막혀서 음식이 소화되지 못하므로 탄산이 된다. 이는 마치 곡식과 고기를 그릇 속에 담아 두고 오래 두면 쉽게 시어지는 것과 같다._『단심』

『내경』에서 "신물을 토하는 것은 다 열에 속한 것"으로 보았는데 오직 이동원李東垣: 금원사대가 중의 한 사람. 북의 (北醫)를 대표함만이 한寒이라고 주장한 것은 일면만 본 것이다. 하간유완소(劉完素). 금원사대가 중의 한 사람의 『원병

식』原病式에는 "신 것은 간목肝木의 맛이다"라고 하였다. 화火가 성하여 금金을 억제하면 금이 목木을 억제하지 못하여 간목이 성하여지므로 시게 된다. 그래서 열이 간에 있으면 입맛이 시다. 그러므로 신물이 올라오는 사람은 찰지고 미끄러우며 기름기 있는 음식을 먹지 말아야 한다. 그것은 기가 몰려서 잘 통하지 못하게 하기 때문이다. 반드시 기름기가 적은 밥과 채소를 먹으면 기가 잘 통한다._『정전』

탄산에는 기름진 음식을 절제하고, 반드시 적게 먹는 것으로 자양하면 병이 쉽게 낫는다._『정전』

황제가 물었다. "트림은 어떻게 하여 나는가?" 이에 기백이 대답하였다. "트림은 찬 기운이 위胃에 침범하면 궐역厥逆이 되는데, 이것이 아래에서부터 위로 올라와 흩어지면서 다시 위胃에서 나오기 때문에 생기는 것입니다. 족태음비경과 족양명위경을 보해 주어야 합니다."_「영추」

트림은 음식물의 기가 다시 나오는 것이다. 위 속의 울화와 가슴속의 담과 음식이 몰려서 된 것이다. 이 때는 거담화환을 쓴다.

위기가 실하여 나는 트림은 밥 먹은 뒤에 썩은 냄새가 나는 트림을 한다. 심하면 먹은 것까지 나오는데, 이것은 습열 때문에 그런 것이다. 이때는 이진탕에 창출, 신국, 맥아와 생강즙에 축여 볶은 황련을 가하여 쓴다.

위기가 허하여 나는 트림은 탁기濁氣가 가슴에 가득 찬 것이다. 음식을 먹지 않아도 늘 트림하는 것은 허증이다. 대체로 위에 탁기가 있거나 가슴에 습담濕痰이 있으면 트림을 한다. 이때는 육군자탕에 침향을 군약君藥: 한약처방 조성에서 주증을 치료하는 약으로, 후박과 자소엽을 신약臣藥: 군약을 도와서 주증을 치료하는 약으로, 오수유를 사약使藥: 처방의 작용부위를 질병 부위로 인도하거나 중화시키는 약으로 가하여 달여 먹는다._『입문』

8-10.
심이 편안치 못하면 화가 된다

대체로 심心은 군주의 기관이니 신명神明이 여기서 나온다. 대개 기뻐하는 것, 성내는 것, 슬퍼하는 것, 근심하는 것, 사색하는 것, 무서워하는 것들은 다 원기를 손상시킨다. 심은 신神이 거처하는 곳이다. 심이 편안치 못하면 변하여 화火가 되는데, 심화가 너무 성하면 영기가 심신心神을 봉양하지 못하여 혈맥이 병들게 된다. 심의 신은 진기의 별명으로서, 혈을 받으면 생기가 나고, 혈이 생기면 맥이 왕성해진다. 맥은 신이 들어 있는 곳이므로 만약 심에 엉키고 막힌 것이 있으면 칠신七神 : 신神·혼魂·백魄·의意·지志·정精·지智이 형체를 떠나고, 맥 가운데 오직 화만 남아 있게 된다. 이 병을 잘 치료하려면 오직 비위를 고르게 하고, 심에 엉키고 막힌 것을 없애야 한다._동원

8-11.
내상을 조리하는 법

약을 먹은 뒤 식욕이 생기더라도 하루 이틀은 배부르
게 먹어서는 안 된다. 자칫하면 위가 다시 상할 수 있
다. 이때는 소화가 잘 되는 음식을 조금씩 먹어서 약
기운을 돕고, 떠오르는 기를 보하여 위기胃氣를 자양
해 주어야 한다. 이때 조금씩 몸을 움직여 위기가 잘
돌아 올라 퍼지게 하되, 지나치게 힘든 일을 하여 다
시 기가 상하게 해서는 안 된다. 위기가 좀더 든든해
지면 과일을 조금씩 먹어서 음식과 약의 힘을 발휘할
수 있도록 도와주어야 한다. 『내경』에 "오곡으로 자
양하고 다섯 가지 과일로써 도와준다"고 한 것이 바
로 이것이다._동원

황제가 물었다. "위胃는 뜨거운 것을 싫어하고 서늘

한 것을 좋아하며, 대장(大腸)은 서늘한 것을 싫어하고 뜨거운 것을 좋아한다고 하는데 이 두 가지가 조화되지 못하는 것을 어떻게 조화시켜야 하는가?" 이에 기백이 대답하였다. "그것을 조화시키려면 차고 더운 것에 맞게 옷을 입고, 음식을 먹어야 합니다. 차게 하되 춥게 입지 말고, 덥게 하되 땀나게 입지 말며, 음식을 뜨겁게 하되 혀를 델 정도로 하지 말고, 차게 하되 이가 시릴 정도로 하지 않는 것입니다. 차고 더운 것이 적당하면 기가 고르게 되어 병이 나지 않습니다."
_「영추」

음식은 입에 맞는 것으로 따뜻하게 먹고, 밥을 많이 먹고 고기는 적게 먹어야 한다.

모든 고기는 푹 삶아서 식혀 먹고, 먹은 뒤에는 양치질을 여러 차례 해야 한다. 날고기를 먹어서 위를 상하게 하지 말아야 한다._『득효』

차는 사철 너무 많이 마셔서는 안 된다. 그것은 하초를 허하게 하고 차게 하기 때문이다. 다만 배불리 먹은 뒤에 따뜻하게 하여 한두 잔 마시는 것은 음식을 소화시켜 주니 좋다.

채소는 성질이 차므로 채소와 오이가 비록 기를 다스린다 하여도 사람의 귀와 눈을 어두워지게 한다. 그러니 사철 많이 먹어서는 안 된다. 노인들은 더욱 삼가야 한다.

비牌는 음악을 좋아하고, 밤에 음식을 많이 먹으면 비가 음식을 잘 소화시키지 못한다. 『주례』에는 "음악을 들으면서 음식을 권하라"고 하였는데, 대체로 비는 음악을 좋아하니 그것을 들으면 비가 곧 소화를 시킨다._『활인서』

매번 음식을 먹은 뒤에 손으로 얼굴과 배를 수백 번 문지르고, 제자리에서 왔다갔다 하면서 걸으면 음식이 쉽게 소화된다. 음식을 잘 먹으면 온갖 병이 없어진다.

배불리 먹고 곧 누우면 소화되지 않아 뱃속에 덩어리가 생겨 아픈 적취積聚가 된다.

걷거나 머무르거나 앉거나 눕는 것은 적당히 해야 하고, 피로할 정도로 하는 것은 좋지 않다._동원

낭송Q 큰글자책 시리즈
동의보감편
낭송 동의보감 잡병편(2)

9부
정혈이 허약해진 병, 허로(虛勞)

9-1.
몸을 이루는 모든 것이 부족해진 허로증

허虛는 피모皮毛, 기육肌肉, 근맥, 골수, 기혈, 진액이 부족해진 것이다._『강목』

대체적인 증상으로 음식 먹는 것이 줄고 정신이 혼미하며 정액이 절로 나오는 유정遺精과 꿈을 꾸면서 정액이 나오는 몽설夢泄이 있다. 허리, 등, 가슴, 옆구리의 힘줄이 땅기면서 아프다. 열이 났다 내렸다 하고 저절로 땀이 나며, 담이 성하고 기침이 난다._『입문』

9-2.
허로의 다섯 가지 증상, 오로증

오로五勞는 다섯 가지 허로증이다. 심로心勞는 혈이 부족한 것이고, 간로肝勞는 신기神氣가 부족한 것이고, 비로脾勞는 음식에 손상된 것이고, 폐로肺勞는 기가 부족한 것이고, 신로腎勞는 정精이 적은 것이다._『금궤구현』

(金匱鉤玄, 이하 '금궤')

갑자기 기뻐하고 성내며 대변을 보기가 힘들고 입안에 헌데가 생기는 것은 심로다.

숨이 가쁘고 얼굴이 붓고 코로 냄새를 맡지 못하고, 기침을 하고 가래를 뱉고, 양쪽 옆구리가 뻐근하고 아프고, 숨이 차서 안정되지 못한 것은 폐로다.

얼굴이 마르고 검고, 정신이 불안하여 혼자 누워 있지 못하고, 눈이 잘 보이지 않고 자주 눈물을 흘리는 것은 간로다.

입이 쓰고 혀가 뻣뻣하며, 구역질이 나고 생목이 괴며, 기가 몰려 창만하고 입술이 타는 것은 비로다.

오줌이 노랗고 붉으며, 다 누고 난 다음에도 방울방울 떨어지고, 허리가 아프고 이명이 있고, 밤에 꿈이 많은 것은 신로다._『천금』

정신을 너무 쓰면 심로가 된다. 증상으로는 피가 적어서 얼굴에 핏기가 없으며, 놀란 것처럼 가슴이 두근거리고 잠잘 때 식은땀이 나며 몽설이 있고, 병이 심해지면 심통이 있고 목구멍이 붓는다.

지나치게 생각하면 간로가 된다. 증상으로는 힘줄이 오그라든다. 병이 심하면 머리가 어지럽고 눈앞이 어질어질해진다.

뜻밖의 일을 너무 지나치게 생각하면 비로가 된다. 증상으로는 배가 몹시 부르고 그득해지는 창만이 생기고 음식을 적게 먹는다. 병이 심하면 토하고 설사하며 살이 빠지고 팔다리가 나른해진다.

앞일을 너무 근심하면 폐로가 된다. 증상으로는 기가 빠지고 명치 밑이 차고 아프다. 병이 심하면 머리털이 까칠해지고 진액이 고갈되고 기침을 하고 열이 심하게 난다.

긍지와 절개가 지나치면 신로가 된다. 증상으로는 등뼈가 아프고, 정액이 무의식 중에 흘러나오고, 소변이 뿌옇고 걸쭉하다. 병이 심하면 얼굴에 때가 낀 것 같고 허리가 아프다._『입문』

9-3.
허로가 극에 달하면 육극증(六極證)이 생
긴다

쥐가 자주 나고 열 손가락의 손톱이 다 아픈 것은 근
극筋極이다.

치아가 흔들리고 손발이 아프고 오랫동안 서 있지 못
하는 것은 골극骨極이다.

얼굴에 핏기가 없고 머리털이 빠지는 것은 혈극血極
이다.

몸에 종종 쥐가 달리는 것 같고 피부가 건조하고 검
게 되는 것은 육극肉極이다.

기운이 떨어지고 힘이 없고, 피부에 윤기가 없고 몸

시 여위고, 눈에 정기가 없으며 바로 서 있지 못하고, 몸이 몹시 가려워 긁으면 헌데가 생기는 것은 정극精 極이다.

가슴과 옆구리가 가득 차고, 늘 몹시 성내려고 하고, 기운이 떨어져서 말을 겨우 하는 것은 기극氣極이다.

_『입문』

9-4.
일곱 가지 상하는 증상, 칠상증

허손의 병은 다섯 가지 허로[五勞]에서 생겨, 여섯 가지 허로가 극에 달하고[六極], 이것은 다시 일곱 가지 상하는 증상[七傷]이 된다.

칠상증은 첫째로 음부가 찬 것이고, 둘째로 음경이 일어서지 않는 것이고, 셋째로 뱃속이 땅기는 것이다. 넷째로, 정액이 절로 나오는 것이고, 다섯째로 정액이 적은 것이다. 여섯째로 정액이 희박한 것이고, 일곱째로 오줌이 잦은 것이다._『입문』

9-5.
양은 남아돌고 음은 부족하다

하늘은 양이 되어서 땅의 밖으로 돌고, 땅은 음이 되어 중앙에 있으니 하늘의 대기가 이것을 받들고 있다. 태양은 가득 차 있으니 양에 속하며 달의 밖으로 돌고, 달은 이지러지니 음에 속하며 태양의 광선을 받아서 밝다. 사람은 하늘과 땅의 기를 받아 태어나는데, 하늘의 양기는 기가 되고 땅의 음기는 혈이 된다. 그러니 양은 늘 남아돌고 음은 늘 부족하고, 기는 늘 남아돌고 혈은 늘 부족하다. 따라서 음을 자양해 주고 혈을 보해 주는 약은 어려서부터 늙을 때까지 빠뜨려서는 안 된다. _『단심』

9-6.
기허, 혈허, 양허, 음허의 감별

몸이 비대하고 얼굴이 부석부석하고 흰 것은 양이 허한 것이다.
한 것이다.
몸이 여위고 얼굴빛이 검푸른 것은 음이 허한 것이다._『입문』

성생활과 사색을 지나치게 하여 심心과 신腎을 상하면 음혈陰血이 허해진다.
배고프고 배부른 것이 지나치거나 힘든 일을 지나치게 해서 위기胃氣를 상하면 양기가 허해지는데, 이것은 허로로 손상된 증상이다._『입문』

숨쉴 때 숨결이 약하고 말하기조차 힘들고, 동작에 힘이 없고 눈에 정기가 없으며 얼굴빛이 흰 것은 기

가 허한 것을 겸한 것이다._해장

오른쪽 맥이 부浮하면서 대大하거나 대大하면서 현弦한 것은 다 허로병이다. 이는 양이 성하고 음이 허한 증상으로 해질 무렵에 많이 나타난다.

9-7.
허로의 치료법

허로는 다 신수腎水와 심화心火가 잘 오르내리지 못한
데 원인이 있다. 화기가 내려가면 혈맥이 고르게 되
고, 수기水氣가 올라가면 정신이 충만해진다. 그러니
우선 심과 신을 고르게 하는 것이 먼저다. 겸하여 비
위를 보하면 입맛이 나고 정신이 맑아지고 기혈이 저
절로 생겨난다._『입문』

허손을 치료하는 법은, 폐가 허약한 데는 기를 보해
주고, 심이 허약한 데는 영혈榮血을 보해 주고, 비가
허약한 데는 음식을 조절하여 먹되 차고 더운 것을
적당히 해야 한다. 간이 허약한 데는 중초의 기를 풀
어 주어야 하고, 신이 허약한 데는 정精을 보해 주어
야 한다._『난경』

간이 허약한 데는 중초의 기를 풀어 주어야 한다는 것은 혈을 고르게 해준다는 말이다. "어떤 약을 써서 치료합니까?"라고 묻자, "마땅히 사물탕을 써야 할 것이니 그중에 작약이 들어 있기 때문입니다"라고 하였다._동원

형形이 부족할 때는 기를 따뜻하게 보양하고, 정精이 부족할 때는 음식으로 보한다. 쌀, 고기, 과일, 채소와 여러 가지 음식은 다 몸을 보한다. 그런데 지금 의사들은 이런 것을 모르고 오직 세게 보하는 약만 알아서, 가벼우면 당귀, 녹용, 천웅, 부자를 쓰고, 심하면 종유석과 주사 등을 쓴다. 거기다 뜸까지 뜨니 심화가 더욱 성해지고 신수腎水가 더욱 마른다. 이렇게 해서 죽는 것은 의사의 잘못이다._『강목』

대체로 팔다리가 마르고 약해져 힘이 없고 몹시 노곤한데, 음양기혈 중에 어느 것이 먼저 상했는지 모를 때에는 여름에는 육미지황원, 봄과 가을에는 신기환, 겨울에는 팔미환을 쓴다._『보명』

9-8.
치료하기 어려운 허로증

허로병에 보약이 받지 않는 것은 치료하기 어렵다.

목 안이 헐고 목소리가 나오지 않는 것은 치료하기
어렵다.

오랫동안 누워 있어서 욕창이 생긴 것은 치료하기 어
렵다._『회춘』

허로병이 심해서 화가 떠올라 얼굴이 붉고, 숨이 차
며 담이 많고, 몸이 불덩이처럼 달아오르며, 발이 붓
고 묽은 설사를 하며, 맥이 긴繁: 맥이 마치 동아줄을 만지는 듯
팽팽하다하고 먹지 못하는 것은 죽는다._『입문』

십절증十絕證이란 다음과 같다. 숨이 가쁘고 눈을 움직이지 못하고 멍한 것은 심기心氣가 끊어진 것이다. 입을 벌리고 코를 벌름거리면서 숨이 가쁜 것은 폐기肺氣가 끊어진 것이다. 얼굴빛이 푸르고 흘겨보며 자주 눈물을 흘리는 것은 간기肝氣가 끊어진 것이다. 얼굴빛이 검고 눈알이 누렇고 정액이 절로 흐르는 것은 신기腎氣가 끊어진 것이다. 침을 흘리는 것을 깨닫지 못하고 때때로 헛소리하는 것은 비기脾氣가 끊어진 것이다. 손톱이 푸르고 성내며 욕설을 퍼붓는 것은 담기膽氣가 끊어진 것이다. 등뼈가 시리고 아프며 허리가 무거워서 굽히고 젖히기 곤란한 것은 골기骨氣가 끊어진 것이다. 얼굴에 정기가 없고 머리털이 저절로 빠지는 것은 혈기血氣가 끊어진 것이다. 혀가 말려들고 몹시 붉으며 침을 삼키지 못하고, 복사뼈가 조금 붓는 것은 육기肉氣가 끊어진 것이다. 머리털이 꼿꼿하여 삼[麻] 같으며 계속 땀이 나는 것은 장기腸氣가 끊어진 것이다._『천금방』

낭송Q 큰글자책 시리즈
동의보감편
낭송 동의보감 잡병편(2)

10부
토하고 설사하는 병, 곽란(霍亂)

10-1.
곽란은 급작스런 기의 변란이다

곽란은 기의 상태에 변란이 생긴 것이다. 속에 열이 몰려 있는데 겉은 찬 기운에 감촉되면 일시에 음陰과 양陽이 뒤섞이게 된다. 이 병은 본래 음식을 절도 없이 먹거나 날것과 찬 것을 지나치게 먹어서 습열이 속에 몹시 몰리게 되면 중초의 소화작용이 상실되고, 기가 잘 오르내리지 못하기 때문에 생긴다. 그러니 위로는 토하고 아래로는 설사하게 되는 것이다. 대체로 열에 의해서 생기는 것이기 때문에 여름과 가을철에 많다._『입문』

곽란은 풍風과 습濕, 더위, 이 세 가지 기가 뒤섞여져서 생긴다. 풍은 간목肝木과 연관되는 것이고, 습은 비토脾土와 연관되는 것이며, 더위는 심화心火와 연관되는 것이다. 간은 힘줄을 주관하기 때문에 풍사가 심해지면 힘줄이 뒤틀리게 된다. 토하는 것은 더위 때문이다. 이는 심화를 타오르게 하기 때문에 토하게 된다. 설사하는 것은 비토와 관련이 있다. 비습이 아래로 내려가면 설사하게 된다._자화

곽란의 증상은 명치와 배가 갑자기 아프고, 토하며 설사하고, 오한이 나며 고열이 지속되고, 머리가 아프며 어지럽다. 명치가 아프면 먼저 토하고, 배가 아프면 설사를 먼저 한다. 명치와 배가 동시에 아프면 구토와 설사를 함께 한다. 심하면 힘줄이 뒤틀리게 되는데, 이것이 뱃속으로 들어가면 곧 죽는다._『정전』

10-2.
곽란에는 건곽란과 습곽란이 있다

곽란에는 건곽란과 습곽란이 있다. 건곽란일 때는 죽는 경우가 많고, 습곽란일 때는 죽는 경우가 적다. 대체로 토하고 설사하면 상하게 만든 음식이 나오기 때문에 병이 몹시 중하다가도 장과 위 속의 음식물이 다 나오면 낫는다. 그러므로 죽는 경우가 적다. 건곽란일 때 죽는 경우가 많은 것은, 위로 토하지도 못하고 아래로 설사도 하지 못하여 상하게 만든 음식물이 나오지 못하기 때문이다. 그러므로 정기正氣가 막혀서 음기와 양기의 운행을 막게 되니, 답답하여 안절부절 못하고 안타까워 날뛰며 숨이 차고 배가 불러오르다가 죽는다._『상한명리론』(傷寒明理論, 이하 '명리')

10-3.
곽란일 때 토하게 하는 방법

건곽란으로 숨이 끊어질 것 같을 때에는 몹시 짠 소금물 두 홉 반을 뜨겁게 하여 목구멍을 자극한 뒤 토하게 한다. 그래도 토하지 않으면 다시 소금물 2홉 반으로 입을 헹궈 두세 번 토하게 하고 속에 있는 상한 음식물이 다 나오게 한다. 그러면 병이 낫는다. 이것은 다른 치료방법보다 매우 뛰어나다. 토하는 것이 멎으면 이중탕이나 곽향정기산을 써서 잘 조리해야 한다. _『득효』

10-4.
곽란의 금기사항

곽란으로 토하고 설사할 때는 절대로 음식을 주지 말아야 한다. 숭늉 한 모금이라도 목구멍으로 넘기면 위험하다. 반드시 토하기와 설사가 멎은 다음 한나절이 지나서 몹시 배고플 때에 묽은 죽을 주어 기를 고르게 한다._『정전』

곽란 때 얼음물은 나쁘지 않다. 그러나 더운 물이나 데운 술, 소주 등은 절대로 마시지 말아야 한다._『산거사요』(山居四要, 이하 '산거')

낭송Q 큰글자책 시리즈
동의보감편
낭송 동의보감 잡병편(2)

11부
토하는 병, 구토(嘔吐)

11-1.
구토의 원인과 치료

'구'嘔는 양명경과 연관된다. 양명경은 혈도 많고 기도 많기 때문에 구역질할 때 소리도 나고 나오는 것도 있다. 이것은 기혈이 다 병든 것이다. '토'吐는 태양경太陽經과 연관된다. 태양경은 혈이 많고 기가 적기 때문에 나오는 것은 있고 소리는 없다. 이것은 혈이 병든 것으로 음식이 들어가면 곧 토하거나 먹고 난 다음에 토한다. 이때는 귤홍橘紅[: 귤껍질의 흰 부분을 긁어낸 껍질]을 주로 쓴다. 딸꾹질은 소양경과 연관된다. 소양경은 기가 많고 혈이 적기 때문에 소리는 있으나 나오는 것은 없다. 이것은 기가 병든 것이다. 이때는 반하를 주로 쓴다. 세 가지 병의 원인은 다 비기脾氣가 허약한 것에 기인한다. 혹 한사寒邪가 위胃에 침범했거나 혹 음식에 상해서 그런 것도 있다._동원

구는 담痰이 중초를 막아서 음식물이 내려가지 못해서 하게 되는 경우도 있고, 기가 치밀어 올라서 하게 되는 경우도 있으며, 찬 기운이 위의 입구에 몰려서 하게 되는 경우도 있다. 또 음식물이 명치에 머물러 있어서 새로 먹은 것이 내려가지 못하고 도로 나오는 경우도 있고, 위胃 속에 화火와 담이 있어서 나오는 경우도 있다._『단심』

구토에는 냉증冷證과 열증熱證 두 가지가 있다. 냉증의 증상은 얼굴빛이 푸르고 손발이 싸늘하며 음식을 먹은 다음 오래 있다가 토한다. 이때는 가미이진탕, 정향안위탕, 가감이중탕을 쓴다. 열증의 증상은 얼굴빛이 붉고 손발이 뜨겁고, 음식을 먹자마자 곧바로 토한다. 이때는 보중탕, 화중길경탕, 황련죽여탕, 청열이진탕, 갈근죽여탕, 가미귤피죽여탕을 쓴다.

구토에는 생강이 가장 좋은 약이라 한 『천금방』千金方의 말은 틀림없다. 그러나 기가 치밀어 올라 구역질이 날 때는 생강으로 흩어 주고, 담수痰水로 구역질이 날 때는 반하로 몰아내야 한다. 생강은 한증일 때는 가장 좋은 약이나, 열로 인해 구역질이 날 때는 오매烏梅: 덜 익은 매실을 훈증시킨 약재가 없어서는 안된다._『의감』

11-2.
토하는 병에는 세 가지가 있다

토하는 데는 세 가지 원인이 있다. 기氣와 적積, 한사 寒邪가 그것이다. 이것을 다 삼초와 결부시켜 말하면 상초는 위胃의 입구에 해당되는데, 위로는 천기天氣와 통하며, 주로 받아들이기만 하고 내보내지는 않는 부 위다. 중초는 중완中脘: 배꼽과 명치의 중간 정도의 위치로 위의 한 가운데를 말함에 해당되는데, 위로는 천기와 통하고 아래 로는 지기地氣와 통하며, 주로 음식을 소화시키는 부 위다. 하초는 배꼽 아래에 속하는데 아래로는 지기와 통하고 주로 내보내기만 하고 받아들이지는 않는 부 위다.

상초에서 생기는 구토는 다 기와 연관된 것인데, 이 기는 하늘의 양기를 말한다. 이때에 맥은 부浮하면서

홍洪하고, 그 증상은 먹자마자 바로 토하고, 목이 말라 물을 마시려고 하며, 대변이 몹시 굳고 기가 가슴으로 치밀어 올라 아프다. 치료할 때에는 반드시 기를 내리고 속을 편안하게 해야 한다.

중초에서 생긴 구토는 다 적으로 생긴 것인데, 음증陰證도 있고 양증陽證도 있다. 이것은 음식과 기가 서로 뒤섞여 적이 생겨서 아픈 것인데, 그 맥은 부하고 현弦하고, 증상은 먼저 토한 다음에 아프기도 하고, 먼저 아프다가 후에 토하기도 한다. 이것을 치료하는 방법은 성질이 약간 독한 약으로 적을 삭이고, 목향과 빈랑으로 기를 고르게 해야 한다.

하초에서 생긴 구토는 다 한사로 생긴 것인데, 이것은 땅의 기운과 연관된다. 이때 맥은 침沈하면서 지遲하고, 증상은 아침에 먹은 것을 저녁에 토하고 저녁에 먹은 것은 아침에 토하며, 소변은 맑고 잘 나오며 대변은 굳어져 잘 나오지 못한다. 치료는 성질이 독한 약으로 막힌 것을 통하게 하고, 찬 기운을 따뜻하게 하여 대변이 점차 통하게 해야 한다. 그런 다음 중초에 쓰는 약으로 조화시켜 대장이 막히지 않도록 하면 자연 편안해진다._『역로보명집』(易老保命集, 이하 '역로')

11-3.
오심과 건구

오심惡心은 토할듯 하면서도 토하지 못하고, 음식을 보면 곧 속이 메슥메슥한 것이다. 이것은 위의 입구에 열熱과 담痰이 있기 때문이다._『단심』

건구乾嘔: 헛구역질는 소리만 나고 나오는 것이 없는 것인데, 헛구역질이 나면서 손발이 싸늘한 때는 생강귤피탕을 쓴다._『활인』

비록 오심이라 하지만 오심은 실제로는 심경心經의 병이 아니라 위의 입구에 생긴 병이다. 이럴 때는 생강을 써야 한다. 토하지 못하다 나중에 멀건 물을 토하는 것은 위에 담과 열이 있고 허하기 때문이다. 이런 때에도 생강을 쓰는데, 생강반하탕이 좋다._중경

11-4.
열격과 반위의 원인과 치료법

『내경』에는 "사기가 삼양三陽에 몰린 것을 격膈이라
한다"고 하였다. 주해에는 "삼양에 몰린 것은 대소장
大小腸에 다 열이 몰린 것이다"라 하였다. 대체로 소
장에 열이 몰리면 혈맥이 마르고 대장에 열이 몰리
면 대변을 못 보고 방광에 열이 몰리면 진액이 줄어
든다. 삼양에 열이 몰리면 맥이 홍삭洪數하면서 힘이
있고 대소변이 막힌다. 아래로 나가지 못하면 반드시
위로 올라오게 되니 음식물이 목에 걸려 내려가지 못
하고 내려갔다가도 도로 올라오게 된다. 이것은 양화
陽火가 위로 올라오기만 하고 아래로 내려가지 못하
기 때문이다. _『입문』

혈과 진액이 다 줄어들면 위 속이 마르는데, 마르는

것이 상부에 있어 목구멍 부위가 마르면 물은 마실 수 있으나 음식은 넘기기 어렵다. 간혹 넘긴다고 하여도 많이 넘기지 못하는데 이것을 '열'噎:목메임이라고 한다. 마르는 것이 아래에 있어 위胃 부위가 마르면 음식을 넘긴다고 해도 다 위에 들어가지 못하고 한참 있다가 도로 올라오는데, 이것을 '격' 또는 '반위'反胃라고 한다. 이때에 대변은 굳어져 양의 똥같이 되어 나온다. 열과 격은 이름은 같지 않지만 사실은 한 가지 병이다._『단심』

열격증은 허증虛證, 실증實證, 냉증冷證, 열증熱證에도 속하지 않는다. 이것은 정신을 한쪽으로 지나치게 써서 생기는 병이다._『의림촬요』(醫林撮要, 이하 '의림')

열증噎證은 혈이 말라서 생긴다. 혈은 음기陰氣인데, 음기는 고요한 것을 주관하기 때문에 속과 겉이 다 고요하면 오장육부에서 화가 일어나지 못하고, 폐금肺金과 신수腎水, 두 기운이 자양되므로 음혈陰血이 저절로 생긴다. 그러면 위胃의 진액이 알맞게 전화傳化되어 열증은 생기지 않는다.

열격과 반위는 대체로 혈이 허하여 생기는 것, 기가

허하여 생기는 것, 담으로 생기는 것, 열로 생기는 것이 있다. 혈이 허하여 생긴 데는 사물탕四物湯을 쓰고, 기가 허하여 생긴 데는 사군자탕四君子湯을 쓰며, 담으로 생긴 데는 이진탕二陳湯을 쓰고, 열로 생긴 데는 황련해독탕을 쓴다. 기혈이 다 허한 데는 팔물탕八物湯을 쓰는데, 반드시 동변, 죽력, 부추즙, 생강즙을 타서 쓰고, 우유나 양젖을 많이 마시는 것이 좋다. 사람의 젖은 쓰지 말아야 한다. 왜냐하면 사람의 칠정에는 화火가 있다고 보기 때문이다. 그리고 냄새가 향기롭고 성질이 건조한 약은 쓰지 말고 담박한 음식을 먹어야 좋다. _『제방』

낭송Q 큰글자책 시리즈
동의보감편
낭송 동의보감 잡병편(2)

12부
기침하는 병, 해수(咳嗽)

12-1.
해수의 원인은 폐의 병만이 아니다

가을에 습사에 상하면 겨울에 반드시 기침이 나게 된다는 것은 가을에 습에 상하면 그것이 비脾에 쌓이기 때문이다. 가을 기운은 맑고 고요해야 하는데, 반대로 동動하면 그 기운이 위로 치밀어 오른다. 그러면 기침이 나는데 심하면 비습脾濕까지 동하게 되어 담痰이 생긴다. 이것을 보아 비에 습이 머물러 있지 않으면 비록 폐가 상한다고 하여도 담이 생기지 않는다는 것을 알 수 있다. 만약 담이 있을 때 한寒이 적고 열熱이 많으면 기침이 난다. 그러니 기침은 전적으로 폐의 병으로만 생기는 것이 아니다. 폐는 피모皮毛를 주관하면서 몸 겉을 관할하니, 풍한風寒이 먼저 폐를 상하게 할 수 있다.

내경에 "기침은 오장육부와 연관되어 생길 수 있다. 비단 폐에서만 생기는 것은 아니다"고 하였다. 대체로 오장은 각각 주관하는 계절이 있고 그에 따라 병을 얻는다. 만약 기침이 폐를 주관하는 가을에 발생한 것이 아니라면 여타 계절의 기침은 폐 이외의 장부가 먼저 사기를 받은 연후에 폐로 전이되어 생긴 것이다. 기침의 원인은 한결같지 않다. 한寒·조燥·습濕·풍風·화火가 다 기침이 나게 할 수 있다._하간

'해'咳라는 것은 가래는 나오지 않고 소리만 나는 것인데, 이것은 폐기가 상하여 깨끗하지 못하기 때문에 생긴다. '수'嗽라는 것은 소리는 나지 않고 가래만 나오는 것인데 이것은 비습이 동하여 가래가 생긴 것이다. '해수'咳嗽라는 것은 가래도 나오고 소리도 나는 것인데, 이것은 폐기도 상하고 비습도 동하여 해와 수가 겹친다._하간

12-2.
기침은 사시에 따라 차이가 있다

봄에는 봄의 떠오르는 기운을 받아서 기침이 나고, 여름에는 불타오르는 기운을 받아서 기침이 나니, 여름철 기침이 가장 심하다. 가을에는 습열이 폐를 상하게 하여 기침이 나고, 겨울에는 풍한風寒이 겉을 막아서 기침이 난다._『단심』

대체로 봄에는 기운이 떠오르니 폐를 축여 주고 간을 억제해야 한다. 여름에는 불기운이 타오르므로 폐금肺金을 시원하게 하고 심화를 내려야 한다. 가을에는 습열이 심하므로 열을 내리고 습을 없애야 한다. 겨울에는 풍한이 심하므로 겉에 맺힌 사기를 풀고 담痰을 삭게 해야 한다. 약으로 발산시킨 다음, 반하 같은 약을 써서 담을 몰아내면 다시 도지지 않는다._『입문』

12-3.
기침을 두루 치료하는 약

기침할 때 담이 나오지 않으면 맛이 맵고 단 약으로 폐를 적셔 주어야 한다. 기침할 때는 담을 먼저 치료하고, 담을 치료할 때에는 기를 내리는 것이 첫째이다. 남성과 반하로 담을 삭이면 기침이 저절로 멎고 지각이나 귤홍으로 기를 순조롭게 하면 담음은 저절로 내려간다. 담이 있으나 음식을 잘 먹으면 소승기탕으로 약간 설사시키고, 담이 있어서 음식을 잘 먹지 못하면 후박탕으로 막힌 것을 터서 소통시켜야 한다. 여름에 기침이 나면서 열이 나는 것을 '열수'熱嗽라고 하는데 이런 데는 소시호탕에 석고와 지모를 더 넣어 쓴다. 겨울에 기침이 나면서 오한이 나는 것을 '한수'寒嗽라고 하는데 이런 데는 소청룡탕에 행인을 넣어 쓴다. 이것이 대체적인 치료법이다._『역로』

12-4.
천식은 숨이 가쁘다

'천'喘은 몸이 찰 때 찬 것을 마시면 폐를 상하게 하는 까닭에 폐기가 거슬러 올라 숨쉬기가 가쁘고 숨결이 잦으며, 입을 벌리고 어깨를 들먹거리며, 몸을 움직일 때, 배가 부글거리는 것이다._『명리』

천식은 풍한이 폐를 상하게 한 것이 아니면 담화가 폐를 팽팽하게 하여 생긴다. 풍한이면 발산시키는 약을 쓰고, 담화면 통하게 하여 내보내는 약을 써야 한다. 그러나 화가 심한 경우는 순전히 맛이 쓰고 성질이 찬 것만 써서는 안 되고, 반드시 성질이 더운 약으로 세게 쳐야 할 때도 있다._『입문』

12-5.
오장의 기가 상하면 숨이 차다

밤에 다닐 때 숨이 찬 것은 신기를 요동케 하여 생긴
다. 이때에 음기淫氣: 몸에 해를 주는 좋지 못한 기운는 폐를 상
하게 한다. 높은 곳에서 떨어져서 놀라게 되어 숨이
찬 것은 간기를 요동케 하여 생긴다. 이때에 음기는
비脾를 상하게 한다. 너무 놀라 숨이 찬 것은 폐기를
요동케 하여 생긴다. 이때에 음기는 심心을 상하게 한
다. 물을 건너가다가 넘어지게 되어 숨이 찬 것은 신
과 뼈를 손상시켜 생긴다. 이러한 경우에 원기가 든
든한 사람은 기혈이 잘 운행되어 그러한 일이 지나면
곧 낫지만, 원기가 약한 사람은 음기가 나가지 못하
기 때문에 병이 생긴다._『내경』

12-6.
천식과 해수는 한·열·허·실을 분별해야 한다

풍風으로 생긴 기침은 바람을 맞으면 더 심하고, 한寒으로 생긴 기침은 찬 기운을 만나면 더 심하며, 열熱로 생긴 기침은 더운 것을 만나면 발작한다. 가래가 맑고 흰 것은 한으로 생긴 것이고, 누렇고 탁한 것은 열로 생긴 것이다._『국방』(局方)

폐에 생긴 병으로 기침이 나고 숨찬 것은 대체로 가을과 겨울에는 실증이 되고 봄과 여름에는 허증이 된다. 실증에는 얼굴이 벌겋게 되고 물을 마시며 열이 나고 가래가 성하며 콧물과 침이 걸쭉해지고, 목구멍이 마르고 얼굴이 붓는다. 허증에는 얼굴이 화색이 없이 허옇게 되고 말할 기운조차 없어지며 목구멍에서 소리가 나고 가래가 잘 떨어져 나온다.

폐가 한사에 미약하게 감촉되었다가 팔구월에는 폐기肺氣가 대단히 왕성해지므로 이 시기에 기침을 하는 것은 반드시 실증이다. 이것은 오래 병을 앓을 것이 아니므로 폐기를 덜어내야 한다._『전을』(錢乙)

천식이나 기침으로 목이 쉬는 것은 혈이 허한데 열을 받았기 때문이다. 이런 때는 청대青黛: 쪽물와 합분蛤粉: 조가비 가루을 가루내 꿀에 반죽한 다음 환을 만들어 늘 머금고 녹여 먹는다._『단심』

12-7.
천식이나 기침은 신이 허하기 때문이다

신腎이 허하여 병이 생기면 모든 기는 제자리로 잘 돌아오지 못하고 치밀어 오른다. 그러므로 기침이 나고 담이 성하며, 숨이 차고 배가 불러 오르며 골수가 허해지고 침이 많아지며, 발이 차며 뼈가 늘어지고, 가슴과 배와 모든 뼈마디들이 다 땅기면서 아프다. 기침이 더 심해지면 목이 쉰다. 이런 때에 지각 있는 의사는 병이 생긴 곳부터 치료한다.

폐는 기를 내보내며, 신은 기를 받아들이므로 폐가 기를 주관하고, 신은 기를 간직한다. 대체로 기침이 몹시 나면 모든 뼈마디가 땅기며 기가 배꼽 아래에서부터 위로 올라가는 것같이 느껴진다. 이것은 신이 허하여 기를 받아들이지 못하는 것이므로 반드시 보골지안신원補骨脂安腎元을 주로 써야 한다. 폐를 치료하는 데만 치중해서는 안 된다._『직지』

하초의 원기가 허하여 한증이 나타나는 것은 신기가 제자리로 돌지 못하고 치밀어 올라 숨이 찬 것이다. 이때는 안신원, 팔미환을 인삼 달인 물과 함께 빈속에 먹으면 좋다._『득효』

기침이 나면서 속이 답답하고 안절부절 못하는 것은 신기가 치밀어 오른 것이다._『내경』

12-8.
해역증과 치료법

해역咳逆 : 딸꾹질을 흘역吃逆이라고도 하는데, 이것은 기로 인해 생기는 병이다. 기가 배꼽 아래에서 위로 곧바로 치밀어 올라 입으로 나오면서 소리가 나는 것을 말한다._『단심』

해역에는 반드시 기가 남아도는지 부족한지 구분해서 보아야 한다. 기가 부족하여 딸꾹질이 나는 것은 내상이나 중병을 앓고 난 뒤에 생기는데, 그 증상은 위가 약해지고 얼굴이 퍼렇게 되며 팔다리가 싸늘해지고 대변이 묽어지는 것이다.

기가 남아돌아 딸꾹질이 나는 것은 외사外邪에 감촉된 것으로 위胃가 마르거나 몹시 노하거나 지나치게 배부르게 먹어서 생기는데, 그 증상은 얼굴이 벌겋게 되고 몸이 달아오르며 대변이 굳어져 나오지 않는 것이다._『입문』

해역은 화열火熱이 급히 위로 올라가서 폐음肺陰을 받아들이지 못하기 때문에 생긴 것이다. 대변이 굳으면 대승기탕으로 설사시키고 대변이 묽으면 사심탕으로 치료한다._『역로』

웃어서 나는 딸꾹질과 음식으로 나는 딸꾹질은 다 기가 남아돌아서 생긴다. 종이심지로 콧구멍을 찔러서 재채기를 하거나 오랫동안 숨을 쉬지 않고 있으면 멎는다._『강목』

낭송Q 큰글자책 시리즈
동의보감편
낭송 동의보감 잡병편(2)

13부
덩이가 생기는 병, 적취(積聚)

13-1.
적취는 정기가 허할 때 생긴다

서늘하고 습한 기운을 받아서 허해지면 하초에 병이 생긴다. 적積이 생기는 초기에는 몸이 차지면서 한사가 상부로 거슬러 오르는 궐증厥證이 생겼다가 곧 적이 생긴다. 궐증이 생기면 발에 기운이 통하지 못하는데 발에 기운이 통하지 못하면 정강이가 싸늘해진다. 정강이가 싸늘해지면 혈맥이 잘 응체된다. 혈맥이 응체되면 사기가 제거되지 못해 찬 기운이 장위陽胃로 들어가게 된다. 찬 기운이 장위로 들어가면 배가 불러 오르고, 배가 불러 오르면 장위 밖에 진액이 몰려서 흩어지지 않고 점차 덩어리가 생겨 적이 된다.

13-2.
적과 취는 음양의 차이가 있다

'적'積과 '취'聚를 어떻게 갈라보는가. '적'은 음기陰氣
가 쌓여서 된 병이고, '취'는 양기陽氣가 몰려서 된 병
이다. 음기 때는 맥이 침沈하면서 복伏: 맥이 세게 눌러 뼈에
닿을 정도로 되어야 잡을 수 있다하고 양기 때에는 맥이 부浮하
면서 동動: 맥이 콩만 한 크기로 이리저리 흔들린다한다. 기가 맺
힌 것을 '적'이라고 하고 기가 몰린 것을 '취'라고 한
다. 적은 오장에서 생기고 취는 육부에서 생긴다. 적
은 음기이므로 생긴 초기부터 일정한 곳에 있다. 그
리고 아픈 부위도 일정하고 변동이 없으며 아래 위에
는 시작과 끝이 있고 좌우에도 끝이 있다. 취는 양기
이므로 처음 생길 때부터 근본이 없고 아래 위에 붙
어 있지 않으며 아픈 곳도 일정하지 않다. 이것으로
적과 취를 가른다._『난경』

13-3.
징가와 현벽은 덩이에 차이가 있다

'징'癥이라는 것은 딴딴한 것이 생겨 움직이지 않는 것을 말하고 '가'瘕라는 것은 딴딴한 것이 생겨서 움직이는 것을 말하는데, 이것은 다 담음이나 식적, 죽은 피로 말미암아 생긴 덩어리이다. _『입문』

'현'痃이라는 것은 배꼽 근처 좌우에 한 줄기씩 있는데, 힘줄이 땅기고 아픈 것이 활줄 같은 것을 말한다. '벽'癖은 양 옆구리에 치우쳐 생겨 때때로 아픈 것을 말한다. 대체로 징가와 현벽일 때는 차게 하면 아프다. _『입문』

13-4.
육울이 적취, 징가, 현벽의 원인이다

'울'鬱이라는 것은 엉키거나 몰린 것이 흩어지지 않는 것을 말한다. 즉 올라가야 할 것이 올라가지 못하고 내려가야 할 것이 내려가지 못하고, 변화되어야 할 것이 변화되지 못하는 것이다. 이렇게 전화傳化가 제대로 되지 못하여 여섯 가지 울증이 생긴다._『단심』

첫째는 기울氣鬱이요, 둘째는 습울濕鬱이요, 셋째는 열울熱鬱이요, 넷째는 담울痰鬱이요, 다섯째는 혈울血鬱이요, 여섯째는 식울食鬱인데 이것을 육울六鬱이라고 한다. 육울에 풍風과 한寒을 말하지 않는 것은 풍과 한이 몰리면 열이 되기 때문이다._『단심』

울증을 치료하는 방법은 먼저 기를 고르게 하고, 화火

를 내리고, 담을 삭이며, 적을 없애는데, 그 정도에 따라 치료한다. 창출과 천궁은 여러 가지 울증을 다 풀어 준다._『단심』

열이 몰리면 담이 생기고, 담이 몰리면 벽이 생긴다. 혈이 몰리면 징癥이 생기고, 음식이 몰리면 속이 답답하고 그득하게 된다.

또 기가 몰리면 습이 막히고, 습이 막히면 열이 생기며, 열이 몰리면 담이 생기고, 담이 막히면 혈이 돌지 못한다. 혈이 막히면 음식이 소화되지 못하고, 결국 뱃속에 덩어리가 된다. 이 여섯 가지는 서로 원인이 되어 병이 된다._『정전』

13-5.
적취의 치료법

적을 치료할 때는 아픈 곳을 살펴보아서 실한가 허한
가에 따라 보補할 것인가 사瀉할 것인가를 구분해야
한다. 또 자연의 법칙에 어긋나지 않게 하고 병이 든
장부가 상초인지 하초인지 구분해야 한다. 상초에 있
는 것이면 토하게 하고, 맺혔으면 흩어지게 하며, 침
입한 것이면 없애 버리고, 머물러 있으면 돌게 하며,
굳은 것은 연하게 하고, 강한 것은 부드럽게 해야 한
다. 짠 것으로 부드럽게 하고, 쓴 것으로 사瀉하고, 진
기를 온전하게 하는 약으로 보하고, 증상에 따라 치
료해야 한다. 음식을 조절하고 일상생활을 알맞게 하
여 몸의 안팎이 조화되게 해야 한다. 그러면 병이 반
드시 낫는다._동원

대체로 적병積病일 때 설사시키는 약을 써서는 안 된다. 설사시키는 약을 쓰면 필요 없이 진기만 상하게 되고 병은 낫지 않는다. 이때는 적을 삭이는 약을 써서 녹아 없어지게 한다면 병의 뿌리가 저절로 없어지게 된다._『단심』

적병을 치료하는 방법에서 중요한 것은 싫어하는 것으로 공격하고, 좋아하는 것으로 유도하는 것인데 이와 같이 하면 쉽게 낫는다.

무릇 큰 적積이나 취聚일 때 독한 약을 쓰더라도 병이 3분의 2정도 나으면 약을 더 쓰지 말아야 하는데, 그것은 약을 지나치게 쓰면 죽을 수 있기 때문이다._동원

13-6.
정기를 보하면 적은 저절로 없어진다

역로易老: 장원소가 이르기를 "정기正氣를 길러 주면 적은 저절로 없어진다"고 하였다. 이것을 비유해 말하면 온 방 안의 사람이 다 군자이고 한 사람만이 소인이라면 소인은 견뎌 낼 수 없어서 저절로 나가고 마는 것과 같다. 이와 같이 진기가 든든하고 위기胃氣가 강하면 적은 저절로 없어진다. 더욱이 기름진 음식을 끊고 성생활을 절제하고, 지나치게 성내는 것을 경계하고 생각을 반듯하게 하면 건강해져서 아무런 병도 생기지 않는다._『강목』

적취는 건강한 사람에게는 생기지 않고 허약한 사람에게만 생긴다. 이것은 비위脾胃가 허약하고 기혈이 쇠약하면 사철 기후의 영향을 받게 되어 적이 생기기 때문이다. 이때 만약 급하게 적을 삭이고 뭉친 것을 풀어 주는 약을 쓰면 병은 낫는 것 같지만 몸은 더 약해진다. 치료하는 방법은 먼저 허한 것을 보하여 기혈을 든든하게 해야 한다. 그러면 적이 저절로 없어지는데, 이런 데는 목향지각환이 좋다._『입문』

또한 여러 가지 적취를 치료할 때 원기가 허약하고 몸이 여위고 음식을 잘 먹지 못하며 팔다리가 몹시 나른하면 보중익기탕補中益氣湯에 삼릉, 봉출, 청피, 향부자, 길경, 곽향, 익지인, 육계를 더 넣어서 써야 한다._『회춘』

낭송Q 큰글자책 시리즈
동의보감편
낭송 동의보감 잡병편(2)

14부
몸이 붓는 병, 부종(浮腫)

14-1.
부종은 습사가 일으킨다

'종'腫이라는 것은 모인다는 뜻이니 찬 기운과 열기가
모인다는 것이다._『의감』

부종浮腫과 창만脹滿은 습사가 일으키는 것인데, 다 비
토脾土에 속한다._『내경』

수종은 비가 허하여 습이 많아지고, 물길이 막히면
물이 스며나가 허투루 돌게 되는데, 온몸과 얼굴, 손
발이 다 떠올라 붓는 것이다. 이때는 피부가 얇아지
고 번들번들하며 손가락으로 누르면 움푹 들어갔다
가 손가락을 떼면 원래대로 제대로 된다. 배가 북처
럼 불러 올라도 얼굴과 팔다리는 붓지 않는 것도 있
는데 이것은 '창만'이라고도 하고, '고창'鼓脹이라고도 한다. 이것은 다 비토에 습열이 생겨 병이 된 것이다. 부종은 가벼운 것이고, 창만은 심한 것이다._『단심』

기백이 말했다. "여러 가지 수기水氣가 있으면 먼저 눈 아래가 약간 붓습니다." 황제가 물었다. "어떻게 되어 그렇게 되는가?" 이에 기백이 대답하였다. "수는 음인데 눈 아래도 역시 음입니다. 배는 지음至陰인 비장이 있는 곳입니다. 그러므로 뱃속에 수기가 있으면 반드시 눈 아래가 붓습니다."

눈 아래가 약간 부어서 누에가 누워 있는 모양과 같이 되는 것이 부종의 시초다._『내경』

수병水病일 때 다리가 붓고 배가 몹시 불러 오르며 숨이 차서 눕지 못하는 것은 표標와 본本, 곧 폐와 신이 다 병든다. 폐의 병은 숨이 찬 증상으로 나타나고, 신腎의 병은 수종으로 나타난다. 폐로 수기가 치밀어 오르면 눕지 못하게 된다._『내경』

14-2.
부종의 치료와 금기사항

부종을 치료할 때에는 맛이 매운 약으로 흩어 주고, 맛이 쓴 약으로 설사시키며, 맛이 담박한 약으로 스며 나가게 하여, 상초와 하초로 습이 갈라져 나가 없어지게 해야 한다._동원

이것은 중기中氣를 보하고 습을 빠지게 하며, 오줌을 잘 나오게 하는 것이다. 인삼과 백출을 군약君藥으로 하고, 창출, 진피, 복령을 신약臣藥으로 하며, 황금, 맥문동을 사약使藥으로 하여 간목肝木을 억제하여야 한다. 그리고 후박을 좀 넣어서 배가 불러 오른 것을 내려야 한다. 기가 잘 돌지 못할 때에는 목향, 목통을 넣고 기가 아래로 내려 처졌을 때에는 승마와 시호를 넣는데, 이렇게 한 약이 바로 보중치습탕이다.

수종水腫일 때는 우선 소금을 금해야 한다. 털끝만큼
이라도 입에 넣어서는 안 된다. 만약 입맛이 영 없으
면 수병水病이 나은 뒤에 식초를 약간 쳐서 조리해 먹
는다. 소금을 금할 수 없으면 약을 복용하지 말아야
한다._『득효』

침을 놓는 것은 더욱 금해야 한다. 만약 침을 놓으면
그곳으로 물이 흘러나오면서 죽을 수 있다. 또, 맛이
단 약은 절대로 먹지 말아야 한다. 그렇게 하지 않으
면 습이 성해져 창만이 된다._『입문』

기침이 나는 것과 수종에는 다 소금을 먹지 말아야
한다._『본초』

낭송Q 큰글자책 시리즈
동의보감편
낭송 동의보감 잡병편(2)

15부
배가 그득해지는 병, 창만(脹滿)

15-1.
습과 열이 뒤섞여 창만이 생긴다

속으로 칠정七情에 상하고, 겉으로는 육음六淫이 침범하고 음식을 절도 없이 먹고 성생활을 지나치게 하여, 비토脾土의 음기가 상하게 되면 그것이 소화시키고 전달하는 기관으로서의 자기기능을 다하지 못하게 된다. 그러면 위가 음식을 잘 소화시키지 못한다. 때문에 양이 제멋대로 떠오르고 음이 제멋대로 내려가게 된다. 이는 하늘의 기운과 땅의 기운이 어울리지 못하는 것과 같다. 그러면 맑고 흐린 것이 뒤섞이고, 혈맥이 돌아가는 길이 막히고, 기화작용으로 혈이 흐려지면서 몰리기 때문에 열이 생긴다. 이 열이 오랫동안 머물러 있게 되면 기화작용으로 습이 생긴다. 그러면 습과 열이 서로 뒤섞이기 때문에 창만이 생긴다. 『내경』에서는 '고창'鼓脹이라고 하였는데, 비

록 겉으로는 단단하고 그득하나 속은 비어서 아무 것
도 없기 때문에 북과 같다 하여 이렇게 이름한 것이
다. 이런 병은 오래가고 치료하기도 매우 힘들기 때
문에 '고'蠱라고 한다. '고'라고 하는 것은 벌레가 파
먹은 것과 같다는 뜻이다._『단심』

창만이 처음에는 기에서 생기는데 이것이 오래되면
수병水病이 된다. 이는 수종水腫을 치료하기보다 더 힘
들다. 대체로 수종 때에는 먹는 것이 평상시와 같다.
고창은 음식을 제대로 먹지 못하고 병의 뿌리가 깊고
완고하여 3년에서 5년이 지나야 나타난다._『입문』

창만에는 허창虛脹과 실창實脹이 있다. 허창은 토하고
설사하면서 먹지 못하고 부었다 내렸다 하며 손가락
으로 누르면 움푹 들어가고 물렁물렁하다. 실창은 양
열陽熱의 사기로 생기는데 이때는 몸에 열이 나고 목
구멍이 마르며 늘 배가 불러 오르고 속이 아프며 손
가락으로 눌러도 움푹 들어가지 않고 단단하다.
_『입문』

배가 불러 오르는 것이 때로 낮아졌다 불러 올랐다
하는 것은 한증이므로 성질이 따뜻한 약을 쓰는 것이

좋다.

배가 그득해진 것이 꺼지지 않거나 꺼졌다고 하여도 꺼졌다고 할 정도가 되지 못할 때는 반드시 설사시키는 것이 좋다._중경

15-2.
창만의 치료법

마땅히 비脾를 보해야 한다. 또한 폐금肺金을 보양하여 간목肝木을 억제하며 비가 적사賊邪를 받을 염려가 없게 하고, 신수腎水를 자양하여 심화를 억제하여 폐가 맑게 하는 작용을 잘하게 해야 한다. 그리고 소금을 금하여 사기가 도움을 받지 못하게 하고, 망상을 끊어 원기를 보하고 불안하지 않게 한다. 의사가 병의 근원은 알지 못하고 효과만 빨리 보려고 하면서, 환자가 배가 불러 올라서 괴롭다고 하면 서둘러 설사시키는 약을 먹여서 일시적으로 시원하다고 하기를 바란다. 그러나 하루나 한나절이 지나면 창만이 더 심해지고, 사기가 성해져서 원기가 손상되므로 얼마 가지 않아 죽게 된다는 것을 알지 못한다. 이 병의 증상이 나타난 지는 1년이 못 된다고 하여도 이 병이 생긴 지는 오래된 것이다. 그러므로 빨리 효과만 보려고 하는 것은 스스로 화를 입게 하는 거나 다름이 없다. 원리를 알고 있어야 이런 말을 할 수 있다._『단심』

배가 불러 오른 데는 반드시 생강즙에 법제한 후박을 써야 한다. 처음 생긴 기의 창만[氣脹]에는 기를 돌려주어 통하게 하는 목향, 빈랑, 지각, 청피, 진피 같은 것을 쓴다. 오래되어 수의 창만[水脹]이 된 데는 습기를 빠지게 하고, 소변을 나가게 하는 창출, 백출, 복령, 택사, 방기 같은 약을 쓴다._『정전』

낭송Q 큰글자책 시리즈
동의보감편
낭송 동의보감 잡병편(2)

16부
몹시 갈증나는 병, 소갈(消渴)

16-1.
소갈은 속에 열이 있다

대체로 소단消癉은 살찌고 부귀한 사람이 잘 걸리는데, 기름진 음식을 많이 먹어서 생긴다. 이런 사람들은 기름진 음식을 자주 먹어 지나치게 살이 찌기 때문에 그 기운이 위로 넘쳐나서 소갈이 된다. 왕빙王冰: 당나라 때의 의사의 주석에 "기름진 것을 많이 먹으면 주리가 막혀 양기가 밖으로 나가지 못하므로 살이 찌고 속에 열이 생기게 된다. 단것은 완화시키는 성질이 있으므로 발산이 잘 되지 못하게 한다. 그러므로 단맛을 많이 먹으면 속이 그득해진다. 그리고 속에 열이 있으면 양기가 타오르는데 양기가 타오르면 목이 말라 물을 마시게 된다. 속이 그득하면 양기가 남아 있게 되고 양기가 남아 있으면 비기脾氣가 위로 넘쳐나기 때문에 소갈이 생긴다"고 하였다._『내경』

몹시 갈증이 나는 원인은 심心에 열熱이 있기 때문이다. 심은 오줌과 땀을 주관한다. 오줌과 땀이 많이 나오면 신腎이 허해지고 마르기 때문에 갈증이 난다. 여름철에는 목이 마르고 땀이 많이 나오기 때문에 오줌이 적고 겨울철에는 땀이 많이 나오지 않기 때문에 오줌이 많다._『태평성혜방』(太平聖惠方, 이하 '성혜')

갈증이 나는 병에는 소갈消渴, 소중消中, 소신消腎의 세 가지가 있다.

열기가 위로 올라오는 것을 심心이 허하여 받게 되면 심화心火가 흩어지는 것을 수렴하지 못하기 때문에, 가슴속이 번조煩燥하고 혀와 입술이 붉어진다. 이렇게 된 사람은 목이 말라 늘 물을 많이 마시고 오줌을 자주 누는데 양은 적다. 이런 병은 상초에 속하는데 소갈이라고 한다.

열이 중초에 쌓여 있다가 비脾가 허하게 되면 잠복되어 있던 양기가 위胃를 훈증하기 때문에 음식을 빨리 소화시켜 배가 금방 고프다. 그러므로 음식을 평상시보다 곱으로 먹게 된다. 그러나 살은 찌지 않는다. 이런 경우 갈증은 나지만 답답한 것은 심하지 않고 소변을 자주 보는데 오줌 맛이 달다. 이런 병은 중초에 속하는데 소중消中이라고 한다.

열이 하초에 잠복되어 있다가 신腎이 허하게 되면 다리와 무릎이 여위어 가늘어지고 뼈마디가 시큰거리면서 아프고, 정액이 소모되며 골수가 허해진다. 물이 당기나 물을 많이 마시지는 않는다. 물을 마시는 즉시 오줌이 나오는데 양이 많고 뿌옇다. 이런 병은 하초에 속하는데 소신消腎이라고 한다._『직지』

오장육부에는 다 진액이 있다. 열기가 속에 있으면 진액이 줄어들기 때문에 갈증이 난다. 소갈은 물을 자주 마시는 것인데 그런 환자는 반드시 머리가 어지럽고 눈앞이 어질어질하며, 등이 서늘하고 구역질이 난다. 이것은 다 속이 허하기 때문에 생긴다._『유취』

물을 들이켜면서도 잠을 잘 자는 것은 실열實熱이 있는 것이고, 물을 마시고 좀 있다 토하는 것은 화사火邪로 생긴 일시적인 갈증이다._『입문』

16-2.
소갈 때는 오줌이 달다

소갈은 신이 허하여 생기는 병이다. 병이 생기기만 하면 오줌 맛이 반드시 단 것을 사물의 이치로 유추해 볼 수 있다. 엿, 식초, 술을 뿌려 육포를 만들 때 금방 단맛이 나는 것으로 보아, 사람이 음식을 먹은 뒤에 그 맛은 다 단맛을 띠고, 단맛은 방광으로 흘러 들어간다. 만일 신기腎氣가 성하여 그것을 덥혀 주면 기의 작용을 받아 정기가 되어 골수로 들어가고, 그 나머지는 지방이 되고, 그 나머지는 피와 살이 되며, 그 다음 나머지는 오줌이 된다. 그러므로 오줌 빛이 누런 것은 피의 나머지이고, 오장의 기에서 짜고 윤활한 것이 내려가 그 맛이 된다. 만일 신기가 허하여 냉해지면 음식을 기화氣化시키지 못하므로 그것이 그대로 아래로 내려가서 오줌으로 나온다. 그렇기 때문에 단맛이 변하지 않고, 오줌 빛이 맑고 살이 여위고 마른다._『유증보제본사방』(類證普濟本事方, 이하 '본사')

16-3.
소갈은 신의 화기가 쇠약해 생긴다

폐는 오장의 덮개다. 만일 하초에 온화한 기가 있어서 훈증하면 폐가 윤기를 띤다. 그러나 하초가 몹시 차면 양기가 올라가지 못하므로 폐가 마르고 갈증이 생긴다. 『주역』에 "건乾이 위에 있고 곤坤이 아래에 있으면 그 괘는 비否가 된다"고 하였다. 양은 음이 없으면 내려가지 못하고, 음은 양이 없으면 올라가지 못하기 때문에 막혀서 비否가 된다. 이것을 비유해 말하면, 가마솥에 물을 붓고 불을 때면서 뚜껑을 덮어 두면 뜨거운 기운이 위로 올라가므로 뚜껑이 적셔지나, 불기운이 없으면 물기가 오르지 못하여 뚜껑이 적셔지지 않는 것과 같다. 화력火力은 신기腎氣가 든든한 것이니, 신기는 따뜻한 것으로 늘 보해 주어야 한다.

_『본사』

16-4.
소갈의 치료법과 금기사항

소갈을 두루 치료하는 약으로 위생천화원衛生天花元이
있다. 노래는 다음과 같다.

위생천화원
소갈·소중·소신병은 오장삼포 허열일세
방광 홀로 얼음 같아 기화 작용 못한다네
물만 찾아 쉴 새 없고 오줌 또한 멎지 않네
뼈는 차고 겉은 타며 심장·폐장 터지는 듯
살은 점점 빠져 가고 정액·골수 마른다네
꿀과 같이 단오줌이 기름같이 미끄럽고
입은 쓰고 목은 타며 혓바닥은 핏빛일세
그 원인을 찾아 보니 한두 가지 아니로세
술을 즐겨 내내 먹고 고기 굽고 볶았으며

술 취한 후 방사하고 노력 또한 과도했네
물 마시고 밥 먹는 것 날을 따라 늘어나나
3소 증상 이러하면 위험하기 짝 없는데
위생천화 묘한 처방 비방으로 전해오네_『유취』

소갈병일 때 삼가야 할 세 가지는 첫째는 술을 마시는 것, 둘째는 성생활을 하는 것, 셋째는 짠 음식과 국수를 먹는 것이다. 이 세 가지를 삼가면 약을 먹지 않아도 병이 저절로 나을 수 있다._『천금』

소갈에는 술을 마시거나 성생활을 하지 말아야 하며 구운 것, 매운 것, 열을 나게 하는 것, 짠 음식 등을 절대로 먹지 말아야 한다.

병이 생긴 지 백 일이 지났으면 침뜸을 놓지 못한다. 침뜸을 놓으면 침이나 뜸을 놓은 자리에 헌데가 생기고 그곳에서 고름이 나오는데 그것이 멎지 않으면 죽을 수 있다._『득효』

소갈증에는 반하, 남성과 성질이 조燥한 약재를 절대로 쓰지 말아야 한다._동원

낭송Q 큰글자책 시리즈
동의보감편
낭송 동의보감 잡병편(2)

17부
몸이 누렇게 되는 병, 황달(黃疸)

17-1.
황달은 습열로 생긴다

황달이 생기는 과정을 비유해 말하면 누룩을 띄우는 것과 같다. 다섯 가지 황달은 습열로 생긴다. 습열이 훈증하면 혈에 열이 생겨 혈이 흙빛을 띠게 된다. 그리고 그것이 얼굴과 눈에 퍼지고 손톱과 발톱, 피부에까지 퍼지므로 몸이 노랗게 된다. 노랗게 되는 것이 곧 황달이다._『입문』

대체로 황달은 습열과 음식이 오랫동안 소화되지 않아 생기는데 민간에서는 이것을 '식로황'食勞黃이라고 한다._자화

병을 앓을 때에 땀을 내야 할 때 땀을 내지 못하면 황달이 생긴다. 또 오줌이 잘 나오게 해야 할 때 나오게

하지 못하여도 생긴다. 비脾는 살과 팔다리를 주관하는데 이와 같이 하지 않으면 한습寒濕과 속에 있던 열이 서로 부딪치기 때문에 그렇게 된다._해장

맥이 침沈하고 갈증이 나서 물을 마시고 싶어하고, 소변이 잘 나오지 않는 경우는 반드시 황달이 생긴다._중경

배가 불러 오르고 그득하며, 얼굴이 여위고 누렇게 되며, 답답해서 잠을 자지 못하는 것은 황달에 속한다._중경

대체로 유행성 감기와 더위 먹은 것이 낫지 않거나 체한 것이 오랫동안 낫지 않으면 황달이 생길 수 있다._『입문』

유행성 열병도 황달을 일으킬 수 있는데, 이것은 사람을 죽게 만드는 가장 위급한 것이다._『입문』

17-2.
황달의 치료법

여러 가지 황달일 때 오줌이 황적색을 띠는 것은 습열이 있기 때문이다. 이런 때에는 반드시 습열을 치료해야 한다._중경

오줌이 맑으면 열을 없애는 치료는 하지 말아야 한다. 그것은 열증이 아니기 때문이다. 만약 이때 허하고 찬 증상이 있으면, 마땅히 허로虛勞로 보고 치료해야 한다._중경

여러 가지 황달일 때 오줌이 잘 나오지 않는 것은 속이 실한 것이다. 이런 때에는 오줌을 잘 나오게 하거나 설사시켜야 한다. 오줌을 잘 나오게 하는 데는 인진오령산을 쓰고, 설사시키는 데는 황련산을 쓴다.

땀이 나오지 않는 것은 몸 겉이 실한 것이므로 이런 때는 땀을 내거나 토하게 해야 한다. 땀을 내는 데는 마황순주탕을 쓰고, 토하게 하는 데는 과체산을 쓴다._『강목』

살빛이 연기에 쏘인 것 같이 검고 누렇게 되는 것은 습병인데, 이때는 온몸이 아프다. 살빛이 귤빛같이 누렇게 되는 것은 황달인데, 이때는 온몸이 아프지 않다. 습으로 생긴 황달일 때는 살빛이 어둡고 선명치 못하다. 열로 생긴 황달일 때는 살빛이 귤빛 같다. 심하면 땀이 줄줄 흘러서 옷에 물이 드는데 마치 황백즙黃栢汁이 물든 것 같다._『강목』

황달과 습증을 치료하는 방법은 서로 비슷한데 가벼우면 오줌을 잘 나오게 하고 심하면 크게 설사시킨다. 그러면 누런 빛이 없어진다._『입문』

식적食積으로 생긴 황달에는 식적을 삭인 다음 오줌을 잘 나오게 하는 것이 먼저다. 오줌이 잘 나오면서 맑으면 황달도 저절로 없어진다._『단심』

낭송Q 큰글자책 시리즈
동의보감편
낭송 동의보감 잡병편(2)

18부
헛것이 보이는 병, 사수(邪祟)

18-1.
사수의 증상은 이루 헤아릴 수 없다

보고 듣고 말하고 행동하는 것을 모두 마구하는 것을 '사수'邪祟라고 한다. 이것이 심해지면 평생에 보지도 듣지도 못한 일과 오색 빛이 나는 귀신이 보인다고 한다. 기혈이 몹시 허하고 신기神氣가 부족하거나 담화痰火가 몰려서 생긴 것이다. 요사스러운 귀신이 정말 있어서 그런 것은 아니다._『입문』

사수의 증상은 전증癲證 같으나 전증은 아니다. 때로 정신이 밝아지기도 하고, 때로 정신이 흐려지기도 한다._『회춘』

노래도 하고 울기도 하며, 중얼거리기도 하고 웃기도 하며, 개울에 앉아 졸거나 더러운 것을 주워 먹기도 하며, 옷을 다 벗기도 하고, 밤낮으로 돌아다니기도 하고, 성내고 욕을 하는 등 종잡을 수가 없다. -『천금』

사람이 귀신에 씌면 잘 슬퍼하고 마음이 저절로 격동되며, 놀라거나 무서워하며 벽을 향하고 슬프게 운다. 꿈에 가위에 잘 눌리고, 꿈속에서 귀신과 교접하며, 잠깐 추웠다 잠깐 열이 났다 하고, 명치 밑이 그득하고 숨결이 가쁘며, 음식을 잘 먹지 못한다. -『제병원후론』(諸病源候論, 이하 '병원')

사람이 정신이 강하지 못하고 심지가 약하여 두려움이 많으면 귀신이 붙는다. 정신이 온전치 못한데도, 앞으로 있을 길흉화복을 꼭꼭 들어맞게 말하고, 남이 생각하고 있는 것을 미리 알아맞히며, 높은 데 오르는 것과 험한 데 다니는 것을 마치 평지에서 다니는 것처럼 한다. 그 증상은 이루 헤아릴 수 없다. -『강목』

18-2.
죽은 넋이 머물러 생기는 병

사람이 죽어서 3년이 지나면 혼신魂神이 풍진風塵이
된다. 그것이 사람에게 붙으면 병이 되는데 풍주風疰,
한주寒疰, 기주氣疰, 생주生疰, 양주凉疰, 주주酒疰, 식주食
疰, 수주水疰, 시주尸疰 등이다. 대체로 '주'疰라는 말은
머무른다는 뜻인데, 여기저기에 머물러 있다는 것이
고, 또 다른 사람에게 옮아간다는 것이다._『천금』

대체로 귀신의 사기가 온몸을 돌면 오한과 신열이 나
고, 땀이 비 오듯 하며 정신이 착잡해진다. 여러 해가
지나면 점차 심해져서 죽을 수 있고, 죽은 뒤에는 곁
의 사람에게 옮아 가서 심지어 한 집안이 망하게까지
되기 때문에 '시주'尸疰라고 한다._『천금』

『경』에는 "사람이 그 해와 그 달의 재앙을 만나고, 헛것의 정기에 감촉되어 아프지 않은 곳이 없으면서도 멍하게 어디가 아픈지를 알지 못하고, 세월이 갈수록 점차 힘이 빠지며, 죽은 뒤에는 곁의 사람에게 옮아간다. 이때는 반드시 정신을 맑게 하고 나쁜 기운을 없애는 약으로 치료해야 한다. 사향을 쪼개고 서각을 갈아 삿되고 나쁜 기운을 쳐서 몰아내고, 주사로 막아내고, 종유석을 법제하여 맑고 조화된 기운을 끌어들인다"고 하였다. 이것은 시주를 두고 한 말이다.

_『직지』

낭송Q 큰글자책 시리즈
동의보감편
낭송 동의보감 잡병편(2)

19부
잘 낫지 않는 종기, 옹저(癰疽)

19-1.
옹저는 음과 양이 엉켜서 생긴다

옹저癰疽는 음양이 서로 엉켜서 생긴다. 대체로 기는 양이고 혈은 음이다. 혈은 맥 안에서 돌고 기는 맥 밖으로 쉬지 않고 도는데 한습이 침범하면 막혀서 더디게 돌아간다. 화열이 침범하면 끓어오르기 때문에 기혈의 운행이 빨라진다. 기혈이 화열의 사기를 만나 울체되면 진액이 걸쭉해져 담痰이나 음飮이 되는데, 이것이 오래되면 맥 속으로 스며들어 가므로 혈이 흐려지게 된다. 이것이 음이 양에 의해 지체되어 옹이 되는 것이다. 또 혈이 사기를 만나 울체되면, 순행하는 길이 막혀서 넘쳐흐르거나 울결되는데, 이것이 오래되면 맥 밖으로 넘쳐 흐르게 되어 기가 어지럽게 된다. 이것이 양이 음에 의해 지체되어 저가 되는 것이다._『단심』

'옹'癰이란 막힌다는 '옹'壅 자의 뜻과 같다. '저'疽는 걸린다는 '저'沮 자의 뜻과 같다. 혈기가 막히고 찬 기운과 열이 흩어지지 못할 때, 음에 양이 막히면 옹이 생기고 양이 음에 막히면 저가 생기는데 생기는 곳은 일정하지 않다.

'옹'은 육부에서 생긴다. 이것은 빌판에 불붙는 것과 같아서 살이 겉으로 터져 나오는 것이다. '저'는 오장에서 생긴다. 이것은 질그릇 굽는 가마 속의 불과 같아서 속으로 골수가 상한다._『입문』

억울한 일을 당하여 마음이 상하거나 오래도록 소갈병을 앓으면 반드시 옹저나 정창丁瘡이 생기므로 조심해야 한다._『속방』(俗方)

옹저의 전조증상으로는 대체로 열이 나고 오한이 나며, 머리가 아프고 속이 울렁거리며, 힘줄이 땅기고, 숨이 차며 답답하다._『직지』

19-2.
옹저 때 붓고 아프고 가려운 원인

옹저는 열이 혈을 이겨서 생긴다._『단심』

옹저의 증상은 아픈 것인데 이것은 헌데가 생기면 먼
저 부었다가 기혈이 몰리고 살이 훈증되어 고름이 생
기기 때문이다. 헌데가 곪아서 터진 다음에는 부은
것이 내려서 피부가 쭈글쭈글해지면 아픔이 덜해져
야 하는데 반대로 아픈 것은 허하기 때문이다. 헌데
가 곪아터지기 전에 아프면 사寫해야 하고 터진 다음
에 아프면 보補해야 한다. 나쁜 기운에 감촉되었으면
화해시키고 풍랭風冷에 감촉되었으면 따뜻하게 하여
발산시켜야 한다._『단심』

19-3.
옹저로 죽을 수 있는 부위가 따로 있다

옹저가 생겨서는 안 될 일곱 곳이 있다. 그 첫째는 눈 바깥쪽의 움푹 들어간 곳, 둘째는 턱뼈가 닿는 곳, 셋째는 넓적다리뼈와 꽁무니뼈가 붙은 곳, 넷째는 귓구멍의 앞뒤 즉 아래턱뼈가 붙은 곳, 다섯째는 아랫배인데 여기에 풍수風水: 풍한에 상하여 표증이 있으면서 부종이 생기는 병로 옹저가 생기면 안 된다. 여섯째는 아래턱뼈의 아래, 귀 뒤의 움푹 패인 곳, 일곱째는 코뼈 한가운데이다. 이곳에 옹저가 생기면 사람이 상할 수 있는데 그 가운데서도 눈 바깥쪽의 움푹 들어간 곳이 가장 위험하다._『연자』

19-4.
옹저의 치료법과 금기사항

옹저가 생긴 초기에는 발산시켜 속으로 삭게 하고, 이미 곪았을 때에는 고름을 빼내고, 독기를 없애야 한다. 고름이 다 빠진 다음에는 속에 있는 궂은 살[惡肉]을 없애야 한다. 궂은살이 다 없어지면 새살이 살아나고 딱지가 앉게 된다. 이것이 옹저 치료의 원칙이다._『직지』

옹저를 앓을 때에는 반드시 조리하는 방법을 지켜야 하고 풍사風邪를 피해야 한다.

헌데에 궂은살이 다 없어지고 거의 아물어갈 때에는 움직이는 것, 손님을 접대하는 것, 술, 고기를 많이 먹는 것, 연회를 하거나 성내는 것, 목욕, 일하는 것 등을 삼가야 한다. 그러나 헌데가 완전히 아물고 정신 상태가 좋아지며 기력이 완전히 회복된 다음에는 금하지 않아도 된다. 백 일 이내에는 절대로 금해야 할 것을 어기지 말아야 한다. -『정의』

옹저 때에는 반드시 음식을 가려야 한다. 열독이 한창 성할 때 몹시 갈증이 나는 경우가 있는데 이때에 찬물이나 좁쌀죽 웃물 같은 것을 많이 먹으면 독기가 심장으로 침범하기 때문에 입이 마르면서 번갈煩渴: 가슴이 답답하며 목이 마르는 증상이 난다. 이런 것은 오직 심기를 돕는 약으로 장부를 보해 주어야 곧 멎는다. -『단심』

옹저 때에는 양고기, 닭고기, 쇠고기, 거위고기, 물고기, 국수, 지지고 볶은 것, 술 등을 삼가야 한다. 만일 삼가지 않으면 반드시 열이 난다. 그것은 기름진 음식이 잠복된 열을 끌어내기 때문이다. 그러므로 잘 살면서 늘 잘 먹는 사람은 잘 지켜야 한다. 허약하거나 연로한 사람들은 추운 겨울에 기름진 음식을 적당하게 먹어서 위기衛氣를 보해 주어야 헌데가 빨리 아물게 된다. -『단심』

옹저가 곪아 터진 뒤에 기혈이 허약하면 양고기, 메

추리고기, 순무, 무, 생강, 간장, 오이, 냉이, 묽은 죽, 진밥을 먹어야 한다. 만일 새살이 점점 살아나고 기름진 음식을 먹고 싶을 때에는 고기나 생선을 간하지 않고 맹물에 끓어 먹거나 연유나 떡이나 양념한 죽이나 국을 먹되 푹 무르게 하여 따뜻하게 해서 먹어야 한다. 그러나 절대로 과식하지는 말아야 한다._『정의』

낭송Q 큰글자책 시리즈
동의보감편
낭송 동의보감 잡병편(2)

20부
생활에 요긴한 잡방(雜方)

20-1.
음식을 먹지 않고도 사는 방법

음식을 먹는 것이 산 사람에게 필요한 것인데 여러 날 먹지 못하면 죽는다. 『본초』本草에 배고프지 않게 한다는 글이 있는데 거기에도 방법은 말하지 않았다. 그 이유는 신선의 술법에 관계되고 보통 사람들은 할 수 없는 것이기 때문이다. 그래서 흉년이 든 해에는 굶어 죽은 사람이 길가에 널려 있게 되는데 참으로 슬픈 일이다. 그러므로 이제 쓰기 쉬운 것을 대략 적으려고 한다. 만일 사람이 없는 곳에 피난을 가거나 골짜기나 물이 없는 곳이나 깊은 구덩이 속에 떨어졌기 때문에 사방을 돌아보아도 먹을 것이란 아무것도 없을 때에는 물이나 공기를 마셔야 하는데 그 방법은 이렇다._『천금』

(1) 침을 삼키거나 물을 마시는 방법

배가 고파서 죽을 지경일 때에는 입을 다물고, 혀로 아래 위 이를 핥으면서 침을 모아 하루에 360번 삼키면 좋다. 이런 방법을 점차로 연습하여 천여 번 삼키면 저절로 배가 고프지 않은데 사흘에서 닷새간은 좀 피곤하다. 그러나 이런 때가 지나면 점차 몸이 가벼워지고 든든해진다. 만약 물은 있는 곳인데 그릇이 없으면 왼손에 물을 떠서 들고 "관리들이 내려주는 것만으로는 양식으로 삼기엔 정말 모자라서, 모든 사람들이 헐벗고 굶주려 누렇게 되나니, 성 아래로 넘어가는 일이 없도록 모든 의사들이 이렇게 굶주림을 막는다네"라고 주문을 외운 다음 세 번 이를 마주 치고 오른쪽 손가락으로 왼손을 세 번 치고 물을 마셔야 한다. 물을 떠서 먹을 잔이 있으면 더 좋다. 이런 방법으로 하루 석 되씩 먹으면 배가 고프지 않다.

_『천금』

(2) 여섯 가지 천기를 마시는 방법

여섯 가지 천기天氣를 마시면 배가 고프지 않게 해준다. 급하고 어려운 일이 있어서 인적이 없는 곳에 가 있을 때에 거북이나 뱀처럼 공기를 마시면 죽지 않는다. 『능양자명경』陵陽子明經에 "봄에는 조하朝霞:아침노을를 마시는데 이것은 해 뜰 무렵에 동쪽을 향하고 공기를 마시는 것이고, 여름에는 정양正陽: 정오을 마시는데 이것은 해가 중천에 올 때 남방을 향하고 공기를 마시는 것이며, 가을에는 비천飛泉: 샘물을 마시는데 이것은 해질 무렵 서쪽을 향하고 공기를 마시는 것이다. 겨울에는 항해沆瀣: 깊은 밤중에 내리는 이슬를 마시는데 이것은 밤중에 북쪽을 향하고 공기를 마시는 것이다. 여기에 하늘의 정기와 땅의 기운을 합하여 여섯 가지 기운이라고 한다. 이것은 배고픈 줄 모르게 하고 수명을 연장시키며 병이 없게 한다"라고 하였다.

옛날 어떤 사람이 굴 속에 떨어졌는데 그 속에 뱀이 있었다. 그런데 뱀은 날마다 시간에 따라 공기를 마시고 있었다. 그리하여 그 사람도 배가 고프면 뱀이 공기를 마시는 때에 매일같이 그곳의 공기를 마셨다. 이와 같이 오랫동안 하니 점차 효과가 났는데 몸이 가벼워져서 움직일 수 있게 되었다. 그리하여 경칩이 되자, 땅 속에 들어갔던 동물이 나올 때 뱀과 같이 나왔다고 한다._『천금』

흉년이 들어 식량이 귀한 때와 먼 곳에 가서 밥을 지어 먹기가 불편한 때와 도를 닦으러 다니면서 음식을 먹지 말아야 할 때 쓰면 좋다. 검정콩 다섯 되를 일어가며 씻어서 세 번 쪄서 햇볕에 말려 껍질을 버린 다음 가루를 낸다. 그리고 삼씨[麻子] 석 되를 끓인 물에 하룻밤 담갔다가 햇볕에 말려 세 번 쪄서 터지게 한 다음 껍질을 버리고 가루낸다. 이것들을 함께 찹쌀죽에 반죽하여 주먹만 하게 덩어리를 만들어, 시루에 넣고 해질 무렵부터 밤 열한 시 또는 새벽 한 시까지 찐다. 이것을 새벽 세 시에서 다섯 시경에 꺼내서 사기그릇에 담고, 바람에 마르지 않게 뚜껑을 덮어 둔다. 한 번에 한두 덩어리씩 배가 부르도록 먹고 일절 다른 것을 먹지 말아야 한다. 한 번 먹으면 칠 일 동안 음식을 먹지 않을 수 있고, 두 번 먹으면 사십구 일 동안 음식을 먹지 않을 수 있으며, 세 번 먹으면 백 일 동안 음식을 먹지 않을 수 있고, 네 번 먹으면 영영 배가 고프지 않고 얼굴이 고와지면서 여위지도 않고 피곤해지지도 않는다. 만약 갈증이 나면 삼씨즙을 먹어서 장부를 자양하고 적셔 주어야 한다. 만약 무엇을 먹고 싶을 때에는 아욱국을 먹어서 풀거나, 아욱씨 세 홉을 짓찧어 달여서 식혀 먹으면 좋다._『유취』

20-2.
여러 가지 요긴한 잡방들

추위를 타지 않게 하려면 천문동과 백복령을 같은 양
으로 하여 가루 내어 한 번에 8g씩 술에 타서 하루 두
번 복용한다. 몹시 추울 때에도 홑옷만 입고도 땀이
난다._『본초』

천웅을 복용하면 용감해진다._『회남자』(淮南子)

율무쌀, 천문동, 붉은 기장쌀을 각각 같은 양으로 하
여 가루 내어 꿀에 반죽한 다음 알약을 만들어 남자
와 여자가 다 먹으면 서로 질투하지 않는다.

또한 꾀꼬리고기를 먹어도 역시 질투하지 않는다.
_『입문』

술지게미에 음식을 저장하면 썩지 않으므로 오이나 과실을 절여 보관할 수 있다._『본초』

창포는 벌레를 제거하는 데 아주 좋다.
파두는 벌레와 물고기를 죽게 한다.

오랫동안 문을 닫고 비워 두었던 방에 바로 들어가서는 안 된다. 먼저 향기로운 것이나 창출, 조협 같은 것을 태워 나쁜 기운을 흩어지게 한 다음에 들어가야 한다. 그렇지 않으면 나쁜 공기에 감촉되어 병이 생긴다._『종행선방』(種杏仙方, 이하 '종행')

마을 사람들이 굴 속에 도피해 있을 때 적이 연기를 피워 질식해 죽을 지경이 되었는데, 주변을 더듬어 무 한 묶음을 얻어 씹어서 즙을 내서 먹고 살아났다.

연탄 냄새를 맡으면 머리가 아프고 토하다가 종종 죽기도 한다. 이때 무를 짓찧어 즙을 내서 마시면 곧 풀린다.

솜으로 작은 공 같이 만드는데, 아이의 입 크기로 한 입 정도 되면서도 숨이 막히지는 않을 만하게 만든다. 감초를 달인 물이나 다른 단것을 탄 물에 솜을 담가 두었다가 필요할 때 아이 입에 물리고 매어 주어서 단맛을 빨아 먹게 한다. 그러면 솜이 입에 꽉 차서 소리를 내지 못한다. 그리고 솜이 부드럽기 때문에 아이의 입은 상하지 않는다. 대개 불행하게 재난을 만났을 때에 아이가 울음을 그치지 않으면 도적을 만날까봐 무서워서 아이를 길가에 버리는 일이 있는데, 이것은 슬픈 일이다. 이 방법을 쓰면 사람을 살리는 일이 많으므로 몰라서는 안 된다. _『입문』

낭송Q 큰글자책 시리즈
동의보감편
낭송 동의보감 잡병편(2)

21부
여성의 몸, 부인(婦人)

21-1.
임신하는 법

사람이 생겨나는 것은 임신에서부터 시작된다. 임신할 수 있게 하려면 무엇보다 먼저 월경을 고르게 해야 한다. 임신하지 못하는 부인들을 보면 반드시 월경이 날짜가 앞당겨지거나 늦어지며, 혹 그 양이 많거나 적다. 그리고 월경을 하기 전에 아프거나 월경을 한 뒤에 아프며, 월경혈이 짙은 자줏빛이나 검은색을 띠며, 혹은 멀겋거나 엉겨 붙어서 고르지 못하다. 이렇게 월경이 고르지 못하면 기혈이 조화되지 못하여 임신할 수 없게 된다._『단심』

임신하는 법은, 여자들은 월경을 고르게 하는 것이 중요하고, 남자들은 정기를 충실하게 하는 것이 중요하다. 또한 성욕을 억제하고 마음을 깨끗하게 가지는 것이 제일 좋은 방법이다. 성욕을 억제하여 함부로 성생활을 하지 말고, 정기를 축적하여 정액을 충실하게 했다가 적당한 시기에 교합해야 임신할 수 있다. 성욕을 억제하면 정기가 충실해지기 때문에 임신할 수 있을 뿐 아니라 오래 살게 된다._『입문』

남자의 정액이 묽으면 비록 교합을 해도 정액이 힘없이 사정되어 자궁으로 곧바로 들어가지 못한다. 그러니 임신이 되지 않는다. 평상시에 성생활을 조절하지 못해서 정액을 너무 많이 배설하였으면 반드시 精을 보하고, 더해서 마음을 안정하여 성욕이 동하지 않게 해야 한다. 이렇게 해서 정액이 충실할 때에 교합하면 임신을 하게 된다._『입문』

부인이 임신하지 못하는 것은 흔히 혈이 적어서 정액을 잘 받아들이지 못하기 때문이다. 이때는 월경을 고르게 하고 혈을 보하는 것이 좋다.

부인에게 음혈이 부족하면 교합해도 자궁에서 정액을 제대로 받아들이지 못하므로 임신하지 못하며, 임신이 된다 하여도 유지하지 못한다. 그러니 남녀가 결혼할 때는 반드시 그 나이가 적당해야 한다._『입문』

대체로 아이를 낳게 하려면 반드시 먼저 그 여자의
월경이 고른가, 고르지 않은가를 보아야 한다. 고르
지 않으면 반드시 약을 써서 고르게 해야 한다. 월경
이 고르게 된 다음에는 교합하는 시기와 방법을 잘
맞추어서 임신이 될 기회를 놓치지 말아야 한다.
_『정전』

월경이 이틀 반 만에 끝나는 것도 있고, 사흘 만에 끝
나는 것도 있으며, 부인의 혈기가 왕성하여 예닐곱
날 만에 끝나는 것도 있는데 다만 월경색이 어떤가를
보아야 한다. 깨끗하고 흰 솜이나 헝겊을 음문에 넣
었다가 꺼내어 보아 금빛이 나면 임신될 수 있는 좋
은 시기이고, 선홍색은 아직 깨끗해지지 못하였으므
로 임신하지 못한다. 빛이 연한 것은 때가 늦은 것이
다. 그러나 죽은 피가 다 나가고 새로운 피가 생겨 금
빛 같은 것이 나올 때가 좋은 시기이므로 이때 교합
하면 임신이 되지 않는 일이 없다._『회춘』

월경이 끝난 후 첫째 날과 셋째 날, 다섯째 날에 교합
하면 남자가 되고, 둘째 날과 넷째 날, 여섯째 날에 교
합하면 여자가 된다. 이 시기가 지나면 임신이 되지
않는다. 또한 자시子時: 밤 11시에서 새벽 1시 사이 이후에 교합

을 해야 좋다._『정전』

대체로 사람이 처음에 생길 때는 자궁이 비로소 깨끗해지기 시작하므로 첫째 날, 둘째 날, 셋째 날이 된 때에는 정이 혈을 이기기 때문에 남자가 되고 넷째 날, 다섯째 날, 여섯째 날에는 정이 혈을 이기지 못해서 여자가 된다. 이것은 두 물질이 서로 어울릴 때 언제나 몸보다 먼저 생기는 것을 신神이라고도 하고, 정精이라고도 하는데 도교나 불교에서 말하는 '본래면목' 本來面目이라는 것이 이것이다._동원

21-2.
교합시 삼가야 할 것

병일丙日과 정일丁日, 음력 보름과 그믐, 초하루, 바람
이 심하고 비가 많이 오며 안개가 자욱하게 끼고 몹
시 차거나 더운 날, 번개가 번쩍거리고 우렛소리가
나고 벼락이 치는 날, 날씨가 흐려서 캄캄할 때, 일식,
월식, 무지개가 설 때와 땅이 진동할 때는 남녀의 교
합을 피해야 한다. 이러한 때에 교합하면 신기神氣가
상해서 좋지 않은데, 남자에게 더욱더 해롭고 여자
에게는 병이 생긴다. 만약 임신이 되면 바보나 벙어
리, 귀머거리, 절름발이, 장님이 되거나 전간顚癎: 경련발
작 등 그 밖에 병이 많이 생겨서 오래 살지 못하고 착하
지 못한 자식이 생길 수 있다. 또 해와 달, 별, 불빛의
아래에서나 사당이나 절간에서나 우물, 부엌, 뒷간에
서나 무덤이나 송장 곁에서는 다 교합하는 것이 좋지

않다. 교합 때 위에서 말한 것을 피하면 덕이 있어서 현명한 인물이 태 속에 들어앉아 성품과 행실이 온순하고 단정하여 집안이 날로 융성한다. 그렇게 하지 않으면 우둔하고 미련하며 악한 자식이 태 속에 들어앉아 성품과 행실이 나쁘고 험악하여 하는 일마다 되지 않으며, 집안이 날로 몰락한다._『천금』

21-3.
임신 때의 몸조리

옷은 너무 덥게 입지 말아야 한다. 음식은 너무 배불리 먹지 말아야 한다. 술을 취하게 마시지 말아야 한다. 함부로 달인 약을 먹지 말아야 한다. 함부로 침과 뜸을 놓지 말아야 한다. 무거운 것을 들거나 높은 곳으로 올라가거나 험한 데를 걷지 말아야 한다. 힘든 일을 지나치게 하지 말아야 한다. 잠을 지나치게 자거나 누워 있지 말고 때때로 거닐어야 한다._『입문』

해산달에 머리를 감지 말아야 한다. 높은 곳에 있는 변소에 올라가지 말아야 한다._『정전』

21-4.
유산은 넝쿨이 시들면 꽃이 떨어지는 것과 같다

유산은 임신부의 혈기가 허손虛損되어 태아를 자양하지 못하기 때문에 저절로 낙태되는 것이다. 이것을 비유하면 마치 나뭇가지가 마르면 열매가 떨어지고 넝쿨이 시들면 꽃이 떨어지는 것과 같다. 또한 임신부가 과로했거나 성을 내어 마음을 상해서 속에 화가 동하여도 낙태가 될 수 있다. 이것을 비유하면 바람이 불어 나무가 흔들리면서 나뭇가지가 꺾어지는 것과 같다. 불이 물건을 태워 없애는 것은 자연의 이치이다. _『단심』

정상적인 해산은 비유해 말한다면 밤이 다 익으면 밤송이가 저절로 벌어져서 밤송이나 밤톨이 아무런 손상도 없는 것과 같다. 유산을 비유해서 말한다면 아직 채 익지 않은 밤을 따서 그 송이를 비벼서 밤껍질을 손상시킨 뒤에 밤톨을 발라내는 것과 같아서 자궁이 손상되고 탯줄이 끊어진 뒤에 태아가 떨어져 나오는 것이다. 그러니 유산했을 때는 열 배나 더 잘 조리하고 치료해야 한다.

유산은 대개 임신 3, 5, 7개월에 많다. 만일 전번에 3개월 만에 유산하였다면 그후에도 반드시 그때에 가서 유산하게 된다. 유산 후에는 반드시 기혈을 보하고 태원胎元: 태아를 자라게 하는 원기을 튼튼하게 하는 약을 많이 먹어서 그 허한 것을 보해야 한다. 그후 다시 임신하였을 때에는 우선 임신 2개월 반이 지난 다음, 열을 내리고 안태安胎하는 약을 몇 첩 써서 임신 3개월에 유산되는 것을 예방한다. 임신 4개월 반이 지난 다음에는 이 약을 다시 여덟에서 아홉 첩을 먹어서 임신 5개월에 유산되는 것을 예방해야 한다. 또는 임신 6개월 반이 지난 다음에는 또다시 다섯에서 일곱 첩을 먹어서 임신 7개월에 가서 유산되는 것을 예방해야 한다. 임신 9개월이 되면 유산될 염려가 없다.

_『입문』

21-5.
과부나 여승의 병은 보통 부인병과 다르다

송宋나라 저징이 여승과 과부를 치료할 때에 처방을
달리한 것은 그럴 만한 이유가 있다. 이 두 부류의 여
자들은 혼자 살기 때문에 음만 있고 양이 없으며 성
욕은 있으나 흔히 뜻대로 풀지 못하는 관계로 몸에
있는 음기와 양기가 서로 다투기 때문에 잠깐 추웠
다 잠깐 열이 났다 하는 것이 온학溫瘧과 같은데, 이것
이 오래되면 허로가 된다. 『사기』의 「창공전」倉公傳에
씌어 있기를 제북왕濟北王의 시중을 들던 궁녀 한씨가
허리와 등이 아프고 오한과 신열이 났다. 그래서 여
러 의사들이 이것은 한열병寒熱病이라고 하였다. 그러
나 창공倉公은 "이 병은 교합의 소원을 성취하지 못하
여 생긴 병이다. 그것을 어떻게 알 수 있는가 하면 그
맥을 짚어 보니 간맥肝脈이 촌구寸口에 현弦하게 나타

나고 있는 것으로써 알 수 있다"고 하였다. 대체로 남자에게는 정이 위주가 되고 여자에게는 혈이 위주가 되는데 남자는 정기가 왕성하면 여자를 생각하게 되고, 여자는 혈이 왕성하게 되면 아이를 낳고 싶어 한다. 만일 족궐음맥足厥陰脈이 촌구에 현弦하게 나타나고, 또 어제魚際까지 올라간다면 음이 성하다는 것을 알 수 있다. 그러므로 저징의 처방이 까닭이 있다는 것을 알 수 있다._『보감』

성욕이 억눌리면, 날마다 오전이면 정신이 흐릿하면서 밝은 곳을 싫어하며 사람의 소리를 듣기 싫어하다가 오후가 되어야 괜찮아지고, 머리가 어지럽고 배가 아프며 잘 놀라고, 일을 좀 하거나 월경을 할 때는 그 증상이 더욱 심해진다. 이것은 하고 싶은 일을 뜻대로 하지 못하였기 때문이다. 이런 데는 정신을 맑게 하고 영혈榮穴을 보해 주어야 한다. 사물탕에 인삼, 복신, 진피, 시호, 강활, 향부자, 감초를 더 넣어 달여 먹는다._『입문』

낭송Q 큰글자책 시리즈
동의보감편
낭송 동의보감 잡병편(2)

22부
아이의 몸, 소아(小兒)

22-1.
소아병은 치료하기 어렵다

옛말에 "남자 열 사람의 병을 치료하기보다 부인 한 사람의 병을 치료하기 어렵고, 부인 열 사람의 병을 치료하기보다 어린 아이 한 사람의 병을 치료하기가 어렵다"고 하였다. 이것은 어린 아이에게는 증상을 묻기 어렵고, 맥을 진찰하기 어려워서 치료하기가 더욱 힘들기 때문이다._『입문』

치료함에 있어서 어린 아이의 병이 더욱 어려운 것은 오장육부가 든든하지 못하고 피부와 뼈가 연약하며 혈기가 왕성하지 못하고, 경락經絡이 가는 실과 같으며, 맥이 뛰는 것과 숨 쉬는 것이 털과 같이 약해서 허해지기도 쉽고 실해지기도 쉬우며, 싸늘해지기도 쉽고 열해지기도 쉽다. 뿐만 아니라 말을 하지 못하고 손으로 아픈 데를 가리키지 못하며, 아파도 어디가 아픈지 알지 못한다. 그러므로 나타나는 증상을 눈으로 보고, 소리를 들으며, 맥을 짚어 보아 병의 근원을 찾아 음증陰證, 양증陽證, 표증表證, 이증裏證, 허증虛證, 실증實證인가를 자세히 구별하여 치료하지 않으면 실수하는 때가 많다._『득효』

22-2.
아기에게 젖을 먹이는 법

대개 젖을 먹일 때에는 먼저 고인 젖을 좀 짜 버리고 먹인다.

어머니가 자려고 할 때는 곧 먹이던 젖을 짜 버려야 한다. 그것은 어머니가 곤하게 잠들면 어린 아이가 젖을 지나치게 먹는 것을 모르기 때문이다.

어린 아이가 울음을 그치기 전에 젖을 먹이지 말아야 한다. 그것은 젖이 가슴에 막혀서 토할 염려가 있기 때문이다.

젖을 먹인 다음에 밥을 주지 말고 밥을 먹인 다음에 젖을 주지 말아야 한다. 젖과 밥이 한데 섞이면 소화가 잘 되지 않고 뱃속에 뭉쳐서 배가 아프게 된다. 대개 벽癖: 양쪽 옆구리에 숨어 있던 덩어리이 되거나 적積 혹은 감질疳疾: 비위의 기능 장애로 몸이 여위는 병증이 되는 것은 다 이런 데서부터 생겨난다. _『득효』

22-3.
아기를 보호하는 법

갓난아이의 피부는 단단하지 못하므로 두꺼운 옷을 입혀 너무 덥게 하면 피부와 혈맥이 상해서 헌데가 생길 수 있다. 땀이 난 다음에 땀구멍이 잘 닫히지 않아서 풍사風邪가 쉽게 들어가게 된다. 만일 날씨가 따뜻할 때에 갓난아이를 안고 나가서 자주 바깥바람과 햇볕을 쪼여 주면 기혈이 든든해져서 바람과 추위를 잘 견딜 수 있으며 병에 걸리지 않게 된다. 요즘 사람들은 어린이를 안아 주기만 하고 땅 기운을 받지 않게 해서 힘줄과 뼈가 약해져서 쉽게 병나게 하는데 이것은 아이를 사랑하고 보호하는 것이 아니다.

_『득효』

밤에 잘 때 갓난아이가 어머니의 팔을 베게 하지 말

고 반드시 콩주머니를 한두 개 만들어서 베게 하고 늘 어머니의 왼쪽 또는 오른쪽 옆에 가까이 눕혀 두고 머리와 얼굴을 내놓고 이불을 덮어 주어야 한다. 만일 늘 한 방향으로만 눕히면 놀라는 병이 생길 수 있으므로 수시로 돌려 눕혀야 한다. _『신편부인대전양방』(新編婦人大全良方, 이하 '양방')

갓 태어나서 세 달에서 다섯 달까지는 이불에 싸서 눕혀 두고 머리를 세워 안고 밖으로 나가지 말아야 한다. 6개월이 되면 묽은 죽을 주되 젖과 같이 먹이지 말아야 한다. _『입문』

칠팔십 살의 늙은이가 입던 헌 바지나 헌 저고리를 뜯어서 아이들의 의복을 해 입히면 진기眞氣가 전해져서 어린이가 오래 살 수 있다. 부잣집이라고 하여 새 모시나 비단 같은 것으로 어린아이의 옷을 만들어 입히지 말아야 한다. 그렇게 하면 병이 생길 뿐만 아니라 복이 깎인다. _『회춘』

22-4.
아기를 기르는 10가지 방법

첫째로 등을 따뜻하게 하고, 둘째로 배를 따뜻하게 하며, 셋째로 발을 따뜻하게 하고, 넷째로 머리를 서늘하게 하며, 다섯째로 가슴을 서늘하게 하고, 여섯째로 괴상한 물건을 보이지 말며, 일곱째로 비위는 늘 따뜻하게 하고, 여덟째로 울음이 그치기 전에 젖을 먹이지 말며, 아홉째로 경분經粉: 염화수은과 주사朱沙를 먹이지 말고, 열째로 목욕은 적게 시켜야 한다.

_『입문』

22-5.
아이를 조리하고 보호하는 노래

어린 아이 기르는 데 조리보호 필요하고
알뜰하게 보살피되 뜻만 받아 주지 마세
젖을 과히 먹고 나면 소화작용 잘 못하니
먹은 것이 체하여서 구토·설사 하기 쉽고
덥게 입혀 좋지 않고 얇은 옷이 적당하네
바람 아니 불거들랑 햇볕 자주 보여 주고
차게 하고 덥게 함은 시절 따라 맞게 하세_『입문』

22-6.
아이의 명이 길고 짧은 것을 아는 법

어렸을 때 지나치게 총명하고 민첩하면 명이 짧다.

남이 생각하는 것을 미리 알고 빨리 돌려대는 것도
또한 명이 짧다.

아이의 골격이 완전하고 움직임에 위엄이 있으나 머
리 쓰는 것이 좀 더디어 사람이 신경을 좀 써서 가르
쳐야 할 아이는 오래 산다.

갓 태어나서 계속 우는 아이는 오래 산다._『득효』

22-7.
얼굴에 나타난 형상을 보고 병증을 아는 노래

눈썹머리 주름지면 이질痢疾이 분명하고

양쪽 볼이 붉은 것은 경풍驚風: 깜짝 놀라 경련이 일어나고 까무러치는 병으로 앓는 걸세

안타깝게 목마르면 입술빛이 새빨갛고

독한 열이 속을 치면 눈정기가 흐릿하네

산근山根: 콧등의 뼈가 높게 솟은 곳 위에 가로 간 줄 색을 보아 병을 알고

푸른 줄이 나타나면 두 번이나 놀란 걸세

검붉은 줄 가로 서면 피곤하여 그런 걸세

때때로 토하거나 설사하고

한 줄기의 붉은 줄은 밤울음증 멎지 않네

양쪽 태양 서는 줄로 진찰할 때 필요하고

왼쪽 태양 푸른 줄은 한 번 몹시 놀란 걸세

붉은 줄은 상한으로 열이 약간 나는 거고
검푸른 줄 나타나면 젖에 많이 체했다네
오른쪽의 퍼런 줄은 놀라기를 자주 하고
홍색이나 적색 줄은 눈 뒤집고 풍風 일구며
검푸른 줄 나타나면 삼 일 후에 좋지 않네 _『정전』

『동의보감』원 목차

동의보감 잡병편雜病篇

동의보감 탕액편湯液篇과 침구편針灸篇